陕西社科丛书

生 命 花 开

洞察生命本质与人类健康的秘密

李永奇　著

U0332420

陕西师范大学出版总社

图书代号 SK23N2186

图书在版编目（CIP）数据

生命花开：洞察生命本质与人类健康的秘密/李永奇著. —
西安：陕西师范大学出版总社有限公司，2024.1

ISBN 978-7-5695-3986-8

Ⅰ.①生… Ⅱ.①李… Ⅲ.①保健—基本知识
Ⅳ.①R161

中国国家版本馆CIP数据核字（2023）第234526号

生命花开：洞察生命本质与人类健康的秘密

SHENGMING HUAKAI: DONGCHA SHENGMING BENZHI YU RENLEI JIANKANG DE MIMI

李永奇 著

出 版 人	刘东风
责任编辑	胡选宏 杨 杰
特约编辑	岳 朗
责任校对	庄婧卿
出版发行	陕西师范大学出版总社
	（西安市长安南路199号 邮编 710062）
网 址	http://www.snupg.com
印 刷	西安国彩印刷有限公司
开 本	710mm×1000mm 1/16
印 张	18
字 数	240千
版 次	2024年1月第1版
印 次	2024年1月第1次印刷
书 号	ISBN 978-7-5695-3986-8
定 价	68.00元

读者购书、书店添货或发现印装质量问题，请与本公司营销部联系、调换。

电话：（029）85307864 85303629 传真：（029）85303879

序

进入21世纪以来，社会经济飞速发展，科学技术迭代革新，生活方式不断演进，生活节奏日益加快，生存竞争日趋激烈，没有对生命深刻透悟理解，执欲就像被打开的潘多拉魔盒，让人类身心不堪重负，人类进入了一个心理问题、医学难以解释的症状（MUS）、心身疾病与慢病高发的时代，医学面临新的问题、新的挑战，单纯临床生物医学及西医识别不了、解决不了心理问题、MUS 与心身疾病，更难以治愈各种慢病，医学需要新发展、新突破！

在物质生活日益丰富的今天，在各种新消费纷繁扰目的当下，人类的内心是否真的可以实现快乐、幸福与安宁？在医疗技术日益进步的当下，为什么人类健康问题却日益严峻？生命的本质到底是什么？健康的本质又是什么？生命的意义是什么？快乐幸福又是什么？如何提升我们自身的幸福指数？怎样才能远离日常种种疾病，同时又能从精神焦虑和心理困扰中拔身而出，获得平静而祥和的人生？这已经成为社会大众的普遍追问与现实需求。

《生命花开》是一部探索生命本质与健康密码的大众科普读物，本书从哲学、生命学、医学三个角度审视生命现象，意在阐述人类面临的一些疑惑与迷茫——生命的本质是什么，并从西医、中医、心理三个维度努力诠释健康的本质，探究疾病的根源与医学的核心要义，以及我们每一个人如何才能保持健康，如何才能享有快乐与幸福。

人类生命不仅仅是我们眼见为实、研究可见的三维物质结构体，它还是一个不可见的、深不可测的多维能量构象体与能量多模态系统。目前，任何医学研究与发现都如同盲人摸象，仅从自己的视角探究了生命现象的一部分，一叶障目、不见森林，无法从更系统的视角去认知生命的全貌与本质。每种医学，不管是西医、中医还是医学心理等，都存在自己的长处、不足甚至错误，不同医学体系只有整合起来才能最大限度地接近生命的本质，而不是相互排斥。

人类需要重新对生命本质进行新的探知，对医学本旨进行新的探问，对健康与疾病进行新的诠释。《生命花开》以生命起源为楔入点，从七个维度：脱氧核糖核酸（DNA）、细胞、能量、心理、黑箱系统、多维系统、自愈力，展开对生命的诠释与探索，并以生物学、心理学、中医学、西医学等科学知识为支撑，以日常生活现象、医学案例、科学实验为依据，深刻剖析生命从健康、亚健康到疾病的发生演变机制，对个人健康维护、健康改善以及医学未来发展提出了新思考、新观点。

本书不同于一般性的医学科普读物与健康疗愈书籍，不仅融通了大量不同知识体系，还包含了对生命本质、健康本质以及对不同医学的探究与探问，观点新颖、驰骋通达，力求激发能量、启迪心灵、开拓心智，为读者提供了一种全新的生命认知与健康新视界：不是事件伤害了你，而是你对事件的态度伤害了你；不是致病因子让你生了病，而是你对致病因子的反应模式让你生了病；我们每个人都是自己的"药物工厂"，我们每个人都是自己"最好的医院"，我们应成为自己健康的"主宰者"；我们每个人内心都有积极品质，我们要充分激发它、开发它，从而享受快乐、享受幸福人生。

《生命花开》还是一部关于生命全医学体系的科普读物，是国内第一部同时将多个医学体系融通汇聚、从多视角诠释生命现象的科普图书，为不同医学专业医生和医学学生了解学习其他医学体系、提升生命认知、树立多维医学模式提供了一定的帮助和启示。

本书还介绍了大量健康养护、情绪管理、心身调节、冥想训练、积极心理干预等理念与方法，是当下健康促进、健康管理以及生命养护等领域的从业者一本常读常新的枕边读物。

《生命花开》从构思成熟到写作初稿，再经过反复修改到最后定稿，花费了数年时间和精力，终于出版面世。由于当下科学技术日新月异的发展，以及医学、生物学等各相关科学的不断深入研究和新发现，本书难免会有疏漏之处，还请国内外专家批评、指教。

李永奇

2023年10月

目　录

第一章

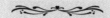

生命的起源

一切生命皆携带着宇宙远古的印记与信息

物质是能量表现的外在形式，能量是物质存在的内在本源。能量在宇宙漫长复杂的演变中，最终在地球环境下，产生了可自我复制和进化的单细胞生命，被称为地球生命共同的祖先——露卡（LUCA）。

　　单细胞生命在种种环境应激下，逐渐进化成各种复杂结构和生存能力的多细胞生命体，形形色色不同种类的植物和动物，以及具有高度能动性的灵长类智慧生命——人类。

宇宙的传奇"往事"

肇始：宇宙奇点大爆炸

生活在这个广袤的地球上，面对浩荡的山川河流，形形色色的花草虫鱼、飞禽走兽，仰望头顶上璀璨的星空，几乎每个人都会迷惑不解，陷入沉思：这个浩瀚宇宙是如何诞生的？那些悬浮在太空中如粒粒尘埃般的无数星球是怎么回事？它们又怎么会飘浮在那里的，它们又是如何在各自的轨道上，无休无止地高速运转着？暗物质、暗能量是什么？地球上形态万千的生命是怎么出现的？生命的本质究竟是什么？人为什么会思考，会有意识？生命是怎样孕育和诞生的？我们为什么会得病？为什么又会死亡？……

关于浩瀚的宇宙，关于复杂而神秘的生命世界，关于这些让人眼花缭乱的万千生命形态，关于宇宙与生命的起源及其背后的运行机制，面对这些深奥的问题，千百年来，无数的哲学家和科学家锲而不舍地持续探究，直到现代物理学给出了最新的最有影响的一种学说——大爆炸宇宙论。

大约在138亿年前，在遥不可及的时光之初，在宇宙万物尚未诞生，空间和时间尚不存在的时候，存在一个神秘的"东西"——然而，它不是任何意义上的物质。

它仅仅是一个无穷小的高密能量，物理学家称之为"奇点"。

这是一个致密炽热的奇点。现代物理学家对它这样形容和描述：

一个密度质量无限大、时空曲率无限高、热量无限高、体积无限小的"点"，一切已知物理定律均在奇点完全失效。为了让这个奇点在我们头脑中形成一个大致的"外貌"，以便更好地理解，我们可以将它看作是一个小到不占任何空间维度的、完全静止的、极度炽热的"能量球"。

这个奇点，蕴藏着极为巨大的能量，在能量集聚压缩的极点，瞬息间，这个奇点内部发生骤然的分崩离析，同时向四面八方辐射开去，现代物理学家称之为"大爆炸"。大爆炸的那一瞬间，最原始的宇宙随之诞生了。

这次大爆炸，并非简单的火药爆炸，而是一场原始至高能量的瞬间急剧释放和扩散。在爆炸的过程中，产生了无数的没有任何形态的能量粒子——正能量粒子和暗能量粒子，这两种能量粒子碰在一起会立即"湮灭"，又会释放巨大的新生能量。这些成对的能量粒子不停地生生灭灭，源源不断地释放能量，此刻的宇宙就像一锅煮得沸腾至极限的汤，物理学家们称之为"粒子汤"。

大爆炸发生后一秒钟，随着宇宙迅疾膨胀，"粒子汤"的温度也迅速下降到大约一百亿度时，成对的正能量粒子和暗能量粒子大都湮灭，释放的新能量形成了光。准确地说，这种光，只能称为"光子"，因为在炽烈的高能引力状态下，它们此时还不能自由地辐射出来，只能做着高速的量子运动。同时还有一些如夸克、胶子、正负电子等离子，统称为轻子。

奇点大爆炸的能量释放，以及紧接着正反能量粒子不断湮灭所释放出来巨大能量，都在向外进行超高速的膨胀，"撑出"了一片前所未有的混沌状的天地。也正是因为这次大爆炸，产生了运动，同时也产生了空间，产生了时间，最原始的宇宙诞生了。

那些湮灭之后留下的极少量的正能量粒子（如夸克、轻子等），在物理分类中，它们属于轻子族。等到宇宙温度稍稍冷却后，它们通过结合，形成各种重子族——质子、中子等。质子的衰变周期非常缓慢，而自由中子的衰变周期比较短，只有15分钟。其中的一部分中子经过衰变，分解为带正电荷的质子和带负电荷的电子。

这时宇宙中出现了几种性质比较稳定的粒子——中子、质子和电子，它们将会构成一切物质存在的最基本单位——原子。中子、质子、电子以不同的比例结合，不断形成新元素。

时空万物所存在的宇宙，诞生于一个奇点——这便是现代天文物理学对宇宙诞生最流行的一个简明解释。一切光与运动，时间与空间，能量与物质，都是从这个奇点中瞬间诞生出来的。

著名物理学家惠勒曾这样简明扼要地总结："物质告诉时空如何弯曲，时空告诉物质如何运动。"

物质、能量、时空、运动，这四者是融为一体、不可分割的，它们构成了宇宙存在的四个必备要素。

空间在不断膨胀，时间在不断绵延，这个具有极高能量和极高温度的宇宙，尚在成长的襁褓中。一切都尚未成形，距离日后真正的物质的形成，还需要一段极为漫长的时光。

所有的物质、生命体，以及遥远后世的我们，需要有足够的耐心去等待。

中国古老的宇宙学说

春秋时期，拥有超凡智慧的道家创始人老子在《道德经》中写道："道生一，一生二，二生三，三生万物。"老子以至简的方式暗示了"道"创生万物的过程——万事万物从无到有、从简单到复杂的派生和演变，被认为是道家的宇宙生成论。

道，这个"先天地而生"的宇宙法则，孕育了最原始的"一"，可以理解为宇宙诞生之前最初的原始能量。这个无形的原始能量（无极），一分为二（太极）。"二"即阴阳，可以理解为两种对立性质的能量粒子——正粒子和负粒子。"三"，即为阴阳粒子在能量合和之后孕育或派生的新物质。这些不断派生的新物质，又继续繁衍和进化，进而缔造了大千世界。

中国古老的哲学著作《周易》中则有这样的经典论述："易有太极，是生两仪，两仪生四象，四象生八卦。"寥寥数语，阐释了宇宙从无极到太极，以至万物化生的演变过程，以及宇宙万物运行变化的规律。

易，简言之，即变化、演变之意。它揭示了整个宇宙世界是不断运动变化的，而变化是无穷无尽的。其中囊括了宇宙的运行变动、元素的嬗变、物质的衍化、星系的演变、物种的进化、世系的派生、历史的更替，等等。

太极，即为天地未开、元气混沌未分之前的状态。从这种混沌的太极状态中生出两种性质对立的东西——两仪。两仪，即正负粒子，指阴阳或天地，广义上说即对立统一的事物的两面：昼与夜，雌与雄，动与静，寒与暑……而且阴中还有阴阳、阳中也有阴阳，无限循环。

万事万物也不是非黑即白两种截然相反的性质或状态，还存在着中间的交叉状态，根据所含性质比例的多与寡，衍生出四种性质和状态，即四象。四象中的每一象各自继续阴阳组合，就会衍生出八种不同的基本性质，即八卦。

阴阳还会继续不断地组合下去，派生出更复杂、更丰富的性质和事物。宇宙间的万事万物，正是以这种亘古不变的规律法则，不断衍生出来丰富多彩而又无穷无尽的事物。

这是中国古代伟大的哲学家们对宇宙和万物生成、事物变化的一个简略解说。

相比现代科学（物理学、化学等）的宇宙探索和认识，中国古老哲学对宇宙起源和万物生成的宏观认知，具有高度的概括性，它揭示了万物诞生与运行的某种内在的普遍性规律。关于宇宙大爆炸和物质演化过程的科学推测，以及现代科学技术对宇宙物质和能量的发现和认识，也印证了古代哲学认知在某种程度的正确性。现代科学仅仅从技术层面和细微的领域，更清晰地发现了宇宙与万物生成和运行的具体情况。

换而言之，古代哲学以形而上的方式阐释了宇宙生发运行的核心本质，现代科学则以形而下的方式揭示了宇宙生发运行的普遍现象。两者一脉相承，它们以不同的角度和方式，各自诠释了宇宙万物的起源与运行。

随着物质与能量的不断演化，在宇宙的某个角落，原始生命体出现——宇宙间最复杂的新型物质，似乎是这个漫长演化过程中的一种必然。

物质和生命的诞生

物质元素"诞生记"

当宇宙基本粒子诞生后，便开启了宇宙能量结构化和物质指数增长演化的历程，同时，也意味着开启了一场浩大无穷的宇宙演化史。

宇宙最初的能量粒子几乎是以超高速的布朗运动出现的，以一种无序的状态存在；当宇宙基本粒子形成后，它们开始通过一系列有序化的"几何模子"编织和建构自己的内部结构。当这些能量出现了一定的结构，它们逐渐从无形状态变成了有形的原子，再从原子形成分子，以及各种化合物。当然，最初的物质还会随着它们之间的化学反应以及内部结构的复杂变化，在时空的漫漫旅途中不断地演化着。

宇宙物质演化非常迅速。新物质的出现极为频繁，物质增长和演化速度随着新物质种类和数量不断翻番，宇宙间每时每刻都会孕育出大量的物质。随着更多的物质出现，以及更密集能量场的诞生，宇宙时空也在高速演化，变得寥廓而浩瀚。

从奇点爆炸、宇宙诞生和膨胀，到一切物质的形成和发展，整个过程极为漫长。

从上百亿年前，到上古、远古，再到如今，一切物质基本已经形成，这个古老的宇宙仍然持续向四周无限膨胀，一直到21世纪的此刻，以及遥远的未来——科学家通过天文观测已经证明，我们可见的宇宙星系在不断向外扩散，彼此互相远离。

当时刚诞生几秒的宇宙，像一个正在不断膨胀的巨大熔炉。宇宙早期一切变化迅疾无常，高能量、高温度，充斥其间的大多是光子，以及中子、质子、电子、中微子等最初的基本粒子。其中质子在宇宙冷却之后将成为宇宙中的首位元素——氢原子的原子核。

宇宙大爆炸发生后约3分钟，温度下降到7亿度，一些带正电荷的质子和不带电的中子结合，形成了宇宙中第二种原子核——氦原子核，剩余的质子便是比较稳定的氢原子核。其中还会夹杂着由氦原子核与中子结合所产生的少量锂元素的原子核。

宇宙继续膨胀，时间继续绵延。在大爆炸发生后30万年，整个宇宙的温度下降到3000度，这时游离的电子（带负电）与已出现的几种原子核（带正电）才得以在引力作用下，结合成为原子，构成我们可见宇宙一切物质的最基本单元。

最开始形成的原子有氢原子、氦原子和锂原子，它们以气态的形式存在，并不断发生着高能核聚变反应，源源不断的氢原子聚变为氦原子，一部分氦原子又聚变为锂原子。这个阶段，宇宙逐渐变得透明，从前正负粒子湮灭所形成的光子，这时才能自由地辐射出来。

大约至大爆炸后5亿年，在引力的作用下，由氢原子和氦原子（包括氢的同位素氘和氚等）等组成的气体不断收缩凝聚，逐渐形成了星系，星系中的气体又凝聚成为巨大的恒星，持续燃烧、坍塌，以至超新星爆炸。

在这些恒星中心高能燃烧的过程中，发生着复杂的核聚变反应，逐渐产生了质量更大的新元素（原子形态）——铍、硼、碳、氮、氖、氧、氟、氩等，直到出现了元素周期表靠后的铁元素。

在大爆炸后10亿年，在宇宙温度持续下降和化学反应中，原子与原子之间发生了结合，比如氢原子与氧原子结合，形成了水分子，宇宙开始出现了气态水。水这种全新的化合物，在经历了漫长的岁月后，成为日后银河系里的地球孕育所有生命体且维持其生存的必备条件之一。

物质与能量的"血缘"

从宇宙大爆炸的过程看，宇宙能量具有阴阳与正反两性，换言之，即正能量性和负能量性。正能量的多维度构象的反面，便是负能量。两者存在并统一于同一事物中，阴中有阳，阳中有阴，阴阳两种能量与性质又可以互相转换。它们构成了对立统一的关系，从哲学层面讲，即矛盾关系。物质与能量的关系，也是如此。

从早期宇宙演化过程可知，能量即物质，物质即能量，基本粒子呈现波粒二象性，它们本质上是一体的。能量是无形的物质，物质是有形的能量，宇宙能量在释放时产生有形粒子（即使肉眼无论如何也看不见它们），进而才逐步结合并演变出了结构更复杂的物质形态。

阴阳和合的基本粒子，通过能量场不断结构化形成各种形式的能量粒子（如光子、质子、中子、电子、介子、中微子等），同时也产生无处不在的各种引力。各种能量粒子通过互相结合，以相对稳定的几何空间组合，构建出不同数理空间能量的结构体，呈现出不同的物质形态——亚原子、原子、分子，以及星体、星系，能量最终转化为可被人类观测的有形物质形态。

随着恒星中心在强大的引力下塌缩，或形成黑洞，或剧烈爆炸——导致超新星爆炸现象，整个星系被照亮，这个过程通常会持续数个月，又会将不同物质形态转化为能量形态。宇宙中的能量变为物质，物质变为能量，如此不断地循环往复。

从这个视角看，宇宙是一个无限循环的能量生成场，也是一个能量编构场。各种能量粒子不断向结构化、有形化和物质化演变发展。而宇宙中的一切物质形态，包括万千生命形态，都可以看作是不同结构的能量形态。根据爱因斯坦著名的质能转换式：

$$E=mc^2$$

公式的左边E为能量，右边m为物体的质量，c为光速。这个简洁完美的公式告诉我们：宇宙间的任何存在，既是物质的，又是能量的，它们之间可以互相转化。

从这个公式可以看出，封存在有形物质中的宇宙能量是巨大而无穷的，相对于任何物质有限的质量存在（包括生命的物质性存在），能量似乎是一种"无限"的存在，它本自具足，而且取之不竭。这是一个浩瀚深邃的能量世界，物质世界仅仅是其中最微乎其微的表观呈现部分，能量具有远远超出我们认知的内涵。

如前所述，宇宙能量粒子相互作用和结合，形成不同质量、结构和性质的原子，亦称之为"元素"，它们是构成物质世界的基本单位。

相同的原子在能量场引力作用下，以能量键的形式，经过"抱团"，通常会形成较大的分子，它们是比较简单的分子。不同的原子之间，在键能的作用下，以不同的数量比例和空间结构，再次构成性质相对复杂的分子（化学中称为无机分子或化合物）。

结构决定性质，分子构象决定物质的形态和性能。比如，我们日常所熟知的石墨和钻石，这两种外形差异极大的物质，均是由碳原子组成的。当碳原子以松弛的平行结构排列，就形成了松软的黑色石墨；当碳原子间以稳定三角结构进行空间排列，便形成了坚硬无比而又晶莹剔透的钻石。正是由于两者的内部原子结构排列不同，造成分子间的疏密度和稳定性大相径庭，故而它们的外在形态迥然相异，性质也截然不同。

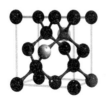 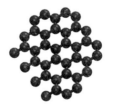

钻石分子结构　　　　　　石墨分子结构

同样由碳原子构成，分子结构不同，性能则不同

生命组成中含有碳元素的分子，我们称之为"有机分子"。相比无机分子，有机分子的内部，具有更复杂而不同的时空构象。不同的时空构象，产生不同的生命学功能效应，甚至产生相反的作用。

我们知道，蛛丝具有超乎想象的韧性与承重力，某些甲虫可以举起超过自己体重几十倍的物体，它们是有名的"大力士"，我们人类根本无法企及。

当宇宙能量通过进一步分子演化，可构建出结构更为复杂的有机分子，并呈现出全新的物质形态和功能，如具有某种特殊结构、可以自我复制的生物分子，或者是具有立体结构链、并能进行多元组合的生物分子。一切皆有可能，但又似乎是必然的。

若干个世纪后，一种螺旋结构的、可以复制的生物高分子，将在一个新生的银河系中某个特殊的星球上诞生。这些生物分子为这个星球上所有生命体的构建提供了必需的前提条件。

这个最初遍布着炽热原始海洋的星球，我们后来称之为地球。

生命：从海洋孕育的新型物质

生命是宇宙能量持续编构的产物。地球生命的诞生和出现，也是宇宙能量在无穷编构中的必然结果之一。

一切偶然事件，都包含着冥冥中的必然。曾有人提出一个大胆的设想，如果给一部电脑打字机足够长久的期待，这个电脑在无数的日子之后，可以写出一部《圣经》来。这就是数学和物理学中的混沌理论。这个理论有个相似的实验——"猴子和打字机"实验或"无限猴子"设想。这个设想在20世纪初被法国数学家埃米尔·波莱尔提出：如果无数多的猴子在无数多的打字机上随机打字，并持续无限久的时间，那么在某个时候，它们必然会打出莎士比亚的全部著作。这是字母组合中一个奇迹，而生命则是一切物理元素组合和构建的奇迹，然而，却又是一个冥冥中的必然。

宇宙能量编构历史的必然，选择了银河系中这颗小小的行星——

地球。这颗当时处在剧烈的风云激荡中的星球，以它自身独有的环境条件，为生命的孕育和日后漫长的进化提供了一个极为适宜的场所。

距今大约38亿年前，大量的有机分子，汇集在地球上那一片沸腾翻滚的原始海洋里。同时，地球上频繁爆发的火山、闪电和太阳紫外线辐射，释放出足够的能量，使得这些有机分子在光能、热能的作用下，进行着复杂的化学反应，逐渐形成了碳氢化合物、氨基酸，以及类似蛋白质的生物高分子，这些物质混合在一起，被生命科学家称为"有机汤"。

在原始海洋这锅巨大的"有机汤"中，这些生物分子开始酝酿着，发生着持续不断的复杂的化学反应，这些分子内部形成不同的结构和时空构象，其中一些分子也逐渐拥有了某些特殊功能，比如，能量传递与流动，进而催生了原始生命的出现。

在各种随机的聚合中，"有机汤"中形成了一种特殊的核酸大分子，这个核酸分子竟然拥有了一项至今令我们人类感到神奇和惊讶的"特异功能"——能量流动与自我复制，这种分子我们称之为脱氧核糖核酸（DNA）。不过等到发现并认识它们，是在漫长的人类文明发展后的今天了。

复制以后产生的新核酸分子，仍然携带着母体核酸的信息和结构"密码"，这个密码可以将许多氨基酸分子聚合成蛋白质大分子，它们将构成未来无数生命体中必需的生命分子。

DNA和蛋白质等有机分子，在海洋中进一步演化，逐渐形成了一套精密的自我复制系统。当蛋白质分子等生物大分子在核酸外面形成了附属结构，它们开始拥有了最原始的细胞结构，具备能量流动与膜电位，形成了最原始的生命能量运行系统。

若干岁月后，地球上第一个单细胞生命体，在海洋的摇篮里终于诞生了。生物学家们将它取名为露卡（Luca），意即地球上所有生物物种最初的共同祖先。露卡成为地球上最原始、最简单的单细胞生命形态。

单细胞生命的出现，意味着一场以地球生命发展进化为主题的"生命史诗"正式拉开了帷幕。宇宙的物质世界，开始了一个影响深远的新纪元。从某种角度来看，生命的起源和诞生，可谓宇宙能量演化、分子演化的必然结果。

在原始海洋这个温暖的摇篮里，逐渐繁衍出了不同种类的原始单细胞生命。其中一些单细胞生物升级进化为多细胞生命。随着地球面貌沧海桑田般的更替，在江河湖海、山川陵谷不同的环境中，逐渐出现了形形色色的多细胞生命形态——先是繁殖的细菌，后来进化为各种低级植物——藻类、蕨类等，再到生命系统更为复杂的陆地植物；另外一类生命则进化为刺胞动物、扁虫、各种鱼类，再到陆地上的昆虫、鸟类、爬行动物、哺乳动物等，它们几乎遍布地球的每个角落……

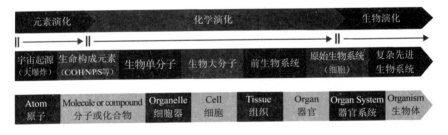

生命起源是宇宙能量演化、分子演化的结果

这些品类繁多的动植物生命，共处在生气蓬勃的地球所提供的"大平台"中；其中的低级生物往往成为高级生命的食物，使得地球上这些物种既不会过度泛滥，也不会随意地灭绝，所有的生命大致处于一个相对平衡的生态系统中。这些生活在大自然中形态各异的生命，各自按照一定的生育周期繁衍着，共同构成了地球上生机勃勃、丰富多彩的生物链生态系统。

时光继续流淌。由于地球环境的改变，哺乳动物中出现了一类叫作古猿的聪明物种。它们连同部分猿、猴、猩猩类动物被生物学家们称之为灵长类，意即"众灵之长"。这些古猿与其他在树枝上攀援跳跃的猴子开始分道扬镳：它们从树枝上来到了陆地上，寻求着更广阔更开放的生存天地。

为了能看到更远的视野，它们开始站立起来；它们具有很高智慧的大脑，会对周围的环境不断思考，利用周围各种资源，开始制作简单的工具。它们在劳动中磨炼着自己的心性，也在不知不觉中实现着自身的一步步进化。

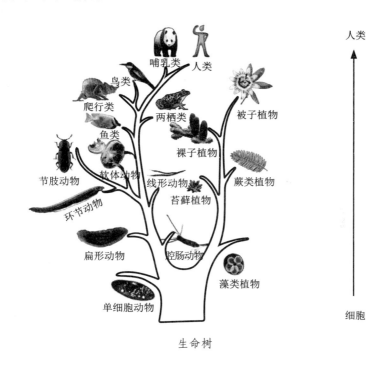

生命树

距今几百万年前，苍茫的大地上，出现了一批直立行走的"动物"或高级生命体。他们的形态与其他动物不同：没有尾巴，而且脱去了覆盖在周身的体毛，具有了光滑的皮肤。

他们并非突然出现在这个地球上的，而是从另一类动物进化而来。生物学家通过大量的证据证明，他们正是由若干年前那些来到陆地上古猿一步步进化而来，经过长期劳动磨炼，渐渐成为一种史无前例的新的生命物种，为了与其他动物区别开来，他们自称为

"人类"。

　　人类，这个地球上生命系统最晚进化出来的新生物种，传承着一切生命的基因信息，汇聚着各种能量形式，开始凭借自身的智慧、劳动和毅力，创造着全新的文明和生活形态。纷繁复杂的人类社会，随之出现在这个地球上，世代更迭，并不断改造着这个星球。

第二章

能量场：生命正负能量的
"博弈"

生命过程皆为能量形式转化过程
生命互动皆为不同能量形态互动

每个生命都是有序的宇宙能量编织出的具有能量流动的生命体。生命是动态平衡的能量信息运行系统，时刻都在调节和改变着自身的能量状态。

　　生命之间具有能量互动，个体生命在庞大的生命宏能量场中不断孕育、出生、繁衍、死亡……并在外在与内在正负能量的相互纠缠和博弈下，波动于健康、亚健康和疾病等形形色色的不同能量状态之间。

生命——地球上的高级能量体

生命：来自"有序的有序"能量体

缥缈的大团星云，那些放射光芒的恒星，围绕恒星旋转的行星，以及太空中飞舞的无数微尘……宇宙中的一切存在、纷纭的万物（包括地球上的万千生命），其本质，都不过是能量存在的不同形式。

整个宇宙的诞生，都是奇点原始能量爆发和释放的产物。能量诞生了宇宙，诞生了有形的物质。有生于无，世间所有的物质，都不过是各种有形的能量形式。之后，各种能量与能量之间，各种物质与能量之间，在一定条件下互相转化，构成了一个巨大的纷繁复杂的物质能量宇宙体系。

一切物质之间的关系，都可归为四个字——能量互动。能量的互动、转化、交织、抗衡、削弱或增强……造成各种有形物质的存在关系和演变。宇宙间的一切事物的发展演化，都可以看作是各种能量形式的不断发展演化。

能量不会凭空产生，也不会凭空消失。能量与物质的关系，形成一种默契的永恒模式：在宇宙能量守恒定律下，所有的能量总是从无形能量形式向有形能量形式发展演化，最终又归于无形，无限循环往复。

爱因斯坦的质能转换公式揭示了另外一个世界，一个有限的物质形态，其蕴涵的内在能量世界是巨大的，似乎是"无限"的。

　　能量有各种不同的表现形式，并且可以通过一定的方式互相转换。能量可分为核能、机械能、化学能、热能、电能、辐射能、光能、生物能，等等。这些不同形式的能量之间，可以通过物理效应或化学反应而相互转化。

　　宏观物体的机械运动对应的能量形式是动能；微观世界的分子运动对应的能量形式是热能，包括分子无规则运动或摩擦产生的热能、分子间（化学键）相互作用力；原子运动对应的能量形式是化学能，包括原子内部及原子之间电子释放或吸收的能量；带电粒子的定向运动，对应的能量形式是电能，可以驱动机械运动，还可以制造光等；光子运动对应的能量形式是光能，等等。宇宙间能量的形式是无穷无尽并可以相互转化的。

　　能量是宇宙间一切运动的物质的共同特性、共同"语言"，也是物质产生或消亡的必要条件。运动、转变、力、热和光……都可以看作是能量的显性特征。能量还具有我们远未被探知的隐形特征。世上没有不存在能量的物质，当然，也包括地球上的一切生命体。

　　生命——有形的能量形式，从简单的基本粒子到复杂的生物分子，从微小的单细胞生物到庞然大物，都是能量的不同编构体。如果从演化的角度看，从基本粒子、亚原子、原子、小分子、大分子、生物大分子，分子聚合物，再到DNA、蛋白质、单细胞生命、多细胞生命……这些都是能量的不同编构体，都是能量的分级分化发展与存在形式，并且在这些有形存在形式之上，存在着不同的能量运行模式，比如神经动作电位、细胞膜电位等，从而塑造了不同复杂程度和功能形态的有形生物。

　　著名物理学家薛定谔曾断言，生命的微观本质是量子性质的，是一种"来自有序的有序"量子的产物。这个说法，在新时代的高科技背景下，如今已经不断被验证。高度有序的结构性粒子，可以表现出神奇的生命能量运行和功能特征。

　　比如，生命中具有自我复制功能的DNA分子，每个DNA分子都是一串磷、氧原子以及脱氧核糖分子，以特殊的化学结构构成的能量运行体系。又比如蛋白质分子，各种酶、胶原蛋白，则是一串以肽键联结的氨基酸分子构成的能量构象与运行体系。

它们无不是以独特的、有序化的分子结构排列，以不同的能量运行模式展现出来，从而形成各种非生命物质所不具备的能量运行功能与生命学效应。正是这些不同生命能量形态与生命能量信息流动，是生命个体之所以成为真正生命存在的本质内涵。

地球上各类生命体，凭借复杂而神奇的分子构造、万千形态和不可思议的能量运行、功能呈现，成为目前已知所有物质形态和能量形态中最高能级的一类有序能量存在形式。

生命能量的见证——动物的发光与放电

世界上万千生命都是物质结构体与能量结构体的统一，是躯体与能体的统一。实际上，不同的生命体都散发着自己特有的辉光，只是大多数情况下，我们人类看不到，也测不到而已。生命背后隐藏着一个遵循能量规律的庞大无比的能量世界。

夜间，在黑魆魆的草丛里，在低空中，那些小小的萤火虫，一个个闪烁着遥远星辰一般的光芒。海洋中的深水领域中，阳光照射不到，一些水母会自行发光，照亮自己前行的道路。

在热带海域以及非洲和南美洲混浊的河流内，人们时常会捕捉到一种会释放电的奇特的鱼——电鳗，它释放的电量足以使另外的鱼族或敌人当场昏厥，因而电鳗被称为水中"游动的高压线"。会放电的鱼类，除了电鳗，还有被称为"海底电击手"的电鳐、"水中发电机"的电鲶，以及常常被人们作为爱情象征的比目鱼，等等，它们身体相应部位都可释放出不同强度的电流。

非洲电鳐能产生220伏的电压，而一般中等大小的电鳐只能产生70伏左右的电压；一只普通非洲电鲶可以产生350伏的电压；一只普通电鳗通常能产生500伏的电压，而南美洲电鳗，则能放出高达880伏的电压，堪称"电击冠军"，它能击毙像一匹马大小的水族动物。

据统计，地球上可以放电的鱼类大约有500种之多。拥有这种特殊功能的鱼类，生物学家统称为"电鱼"。这些电鱼能够不间断或定时地释放出强度不同的电流。它们释放电流，不仅是为了防护或进攻，许多时候也是为了相互传递信息或提前发现障碍物。

电鱼的身体为什么能释放出电流呢？生物学家研究发现，这些电鱼体内有一种奇特的类似于蓄电池结构的发电器官，这些发电器官是由许多半透明的盘形细胞（称作"电板"或"电盘"）构成的。由于电鱼的种类不同，它们各自的发电器官的形状、位置、电板数都各不相同。

比如，电鳗的发电器呈菱形，是由位于尾部脊椎两侧肌肉中的果盘状细胞构成的。电鳐的发电器形似扁平的肾脏，排列在身体中线两侧，共有200万块电板细胞。电鲶的发电器细胞起源于某种腺体细胞，位于皮肤与肌肉之间，约有500万块电板细胞。单个电板细胞产生的电压很微弱，但这些密集的电板细胞集合起来，就会产生强大的电压，足以供应一栋别墅的室内照明。

这些发电器细胞之所以能释放电流，是因为它们具有特殊的能量转化模式，可以将各种生物能转化为电能。通常情况下，这些电板细胞和普通的肌肉细胞一样，具有膜外带正电、膜内带负电的静息电位。一旦神经系统传来一个指令信号，电板的一面产生急转电势，而另一面仍是原来的静息电位状态，电板细胞两面的电荷出现了不对称，从而产生了电流。

实际上，不仅仅是电鱼，世上所有生命体内都带有一定的电能，只不过只有部分生命体会向外界释放出明显的电流罢了。电能的存在是生命之所以为生命的本质存在。在我们日常生活中，最常见的还有萤火虫这种小家伙了，它的身体竟然能释放出让人遐想的星星般的光！

1791年，意大利物理学家、生物学家路易吉·伽伐尼发现，将青蛙与发电机连接成闭合电路，然后开启发电机，青蛙肌肉就会颤动。这项实验的结论是，神经细胞是依赖电流媒介将信号传达到肌肉的。这位科学家也因此创建了一个全新的学科——生物电学。一般情况下，细胞膜外呈现正电位，膜内则呈负电位，形成电位差。一旦电位差出现紊乱，细胞功能就会出现各种功能紊乱。

这些生物体内的电能运行，本质上都是微观世界量子迁移和转化的形式。

量子是所有物质内部不可分割的最小能量单位，是组成物质分子、原子乃至原子核这些结构的基本粒子。

地球上所有的生命，都是能量生命，从微观角度看，都是"量子生命"，这个世界上不存在没有能量运行的生命，能量运行是生命存在的本质特征。本质上，每个生命体都是一个极其复杂的阴阳平衡的能量信息运行系统。

生命是由细胞构成的，细胞是由众多生物分子如蛋白质、DNA等构成的，而这些生物分子则是由原子构成的，原子是由亚原子构成的，亚原子最终由基本粒子构成，基本粒子即量子，或曰宇宙能量的最小单位，它具有波粒二象性和量子特征。从量子层面来审视，人体大约是由 10^{29} 个夸克和电子组成，所有的细胞都是量子（或者说能量）持续编构与构建的神奇产物。假如将细胞不断分割下去，最终就只剩下能量粒子，成为空无一物的能量世界，空不异色、色不异空，每个生命皆是如此。可以说，一切生命都是能量生命。

当然，宇宙间无数的非生命体也是由无数能量粒子构成的，但它们是相对固化的能量构象体，缺乏一定级别与一定模式的能量流动。与非生命体不同，生命不仅仅是生物学上可见的组织、器官、系统构成的一个物质结构体，更是一个不可见的复杂的立体能量构象体，这个能量构象体具有一定级别与一定模式的能量流动。

生命级能量运动，是生命的本质特征。每个生命都是一个完美高级能量体和能量运行系统，同时都有自己独特而完整的能量场构象与能量世界。

多细胞生命体宏DNA网络本身构成了个体生命最大的、全息的、有序的能量信息立体构象场，即无意识场。

生命与环境之间的互动，其本质都是能量互动。视、听、嗅、触、感，皆为能量互动与转化；风、寒、暑、湿、燥，皆为生命的能量感受。植物的冬眠与苏醒、动物的冬眠与复苏都是能量学事件。寒冬来临，生物冬眠，意味着这些生命能量体，遵循着无意识能量信息立体构象场涨落变化，做出能量状态的自我调整或暂时"冻结"。

每当春回大地，风和日丽，无数生物体内的休眠能量开始被外界的能量信息构象场的作用唤醒，生命进入复苏状态，大自然开始渐渐恢复一片欣欣向荣的景象。整个地球的生态系统就是在这样周而复始的更迭中不断循环，不断更新。

动物的迁徙：生命能量的电磁感应

地球上的不少生物拥有两个不同的远距离的"住址"，一个是常住觅食的"生活居住区"，一个是临时功能性（繁殖）的"别墅区"——产卵或育子。这两个住址往往处于两种不同气候的地域，因而也具有相当远的距离。

正因为如此，长途迁徙成为许多种动物都会进行的一场生存阵地大旅行，根据季节和气候变化，在上万年的进化和演变中，它们也形成了各自的迁徙路线。

每到寒冷的冬天来临，成群的鲑鱼都会从深深的大海里，逆流而上，来到欧洲北部的河流或湖中举行一场盛大的"集体婚礼"，交配产卵，鲑鱼父母随即死亡。孵化的鱼苗会沿河流进入大海里，然后在北大西洋发育成长。三年之后，这些新生代的成年鲑鱼再度逆流而上，没有父母的带领与指引，他们能够准确回到它们曾经出生的地方，跟自己父母当年的做法一样，留下后代。鲑鱼的生活足迹，代代如此。

这样类似的故事在动物王国中屡见不鲜。许许多多的水生动物，如鲸鱼、海龟、青蛙、蝾螈等，陆地动物如北美驯鹿，以及所有的候鸟，每年或者每隔几年，都会进行一场长途迁徙。

还有一种神奇的昆虫，黑脉金斑蝶，俗称"帝王蝶"，是地球上唯一迁徙性的蝴蝶。与其他迁徙性昆虫不同的是，它们的生命历程，要通过三代蝴蝶"接力赛"式的远程迁徙，漂洋跨陆，才能完成从墨西哥南部到加拿大的"北伐"，而后再由第四代完成"南归"。它们用一年一度飞越海陆的长距离迁徙，打破了"蝴蝶飞不过沧海"这句谶语。

每年冬天，位于南方墨西哥米却肯州塔夸罗市山区的森林，就会变成举世闻名的"蝴蝶谷"。在这片高海拔山区中，经过长途跋涉的帝王蝶，层层叠叠地覆盖了树林里每一片枝叶，为每一棵欧亚梅尔杉树穿上一件枯黄花纹的"蝴蝶衣"。这是刚刚从北方迁徙而来的帝王蝶群。

到了春暖花开的时候，这里也成为最新一代帝王蝶幼虫的出生地。它们的父母开始产卵。这些虫卵孵化为小虫，然后慢慢长大成蛹，最终破蛹化蝶。

帝王蝶无法适应寒冷，由此进化出了不可思议的迁徙能力。这个旅途极其漫长，它们需要穿越整个美国疆域，飞往遥远的加拿大地带，仅一个单程4000多公里，一个往返下来，几乎近万公里。然而，帝王蝶的寿命不足以支持它们完成漫长的迁徙。

帝王蝶采取了"愚公移山"式的世代"接力"策略。3月份左右墨西哥启程的这一代，被称为"父辈帝王蝶"。到3月底，大部分离开墨西哥的帝王蝶抵达美国的得克萨斯州，这时第一代帝王蝶生命也到了尽头。12天左右，迅速孵化出来的第二代帝王蝶继续飞越海湾，来到佛罗里达州。当它们飞到北美北部产下第三代帝王蝶后，也纷纷相继死亡。前仆后继的第三代帝王蝶，完成最后的一段征程，飞抵加拿大南部的休伦湖畔。在它们的生命结束前，产下第四代帝王蝶。

这一段4000多公里的漫漫旅程，亿万只帝王蝶每天需要至少飞行70公里。展开两翼不到10厘米长的帝王蝶，凭借三代之力，并通过天生神奇的"导航"系统，完成了一个单程的远洋迁徙。不过，更大的奇迹还在后面。

在北美产下的第四代帝王蝶，马上面对的是一个叫"寒冷"的天敌。面临夏末冬临，第四代帝王蝶背负着种族生存的使命，开始南归墨西哥。

不可思议的是，这一代帝王蝶却拥有9个月的寿命，在两个多月的南迁过程中，它们不再急匆匆地繁衍，而是一鼓作气，飞山跨海，飞达南方的墨西哥，最终回到祖先停留的那棵树上，可谓"超级帝王蝶"！

直到来年春天，随着气温的升高，它们才会再次活动，并交配产下大量的卵。等这些卵长大成蝶后，下一轮的迁徙就会再次开始……

面对如此遥远的长途跋涉，四代帝王蝶为什么能够准确判断飞行的方位和迁徙的路线而从不迷失呢？

长期以来，科学家认为这种昆虫使用体内某种"太阳指南针"进行导航，但他们观察发现，即使在阴天，它们仍能毫无偏差地导航飞行，这意味着它们同时还依赖地球磁场进行导航。

美国生物学家通过各项研究证据指出，帝王蝶是迄今发现的第一种能使用地球磁场进行导航的远途迁徙昆虫。他们曾将帝王蝶放在一个飞行模拟器中，模拟器环绕着不同的人造磁场，进行方位扰乱，来测试帝王蝶的方向感。

研究发现，这种蝴蝶的触角包含着磁场探测器，使它们能够探测到磁场的变化。一代代帝王蝶神奇而壮观的迁徙，正是巧妙地利用代代遗传的地球磁场感应力作为导航，从而安全顺利地完成数千公里的远途迁徙。

无独有偶，知更鸟也具有不可思议的远程导航迁徙能力。每年3

月，春天到来，气候初暖，在美国墨西哥湾的各个州，成群的知更鸟就会从棕榈树和酪梨树林中纷纷钻出来，开始向北迁徙。在连续的几周内，总数超过10亿只的知更鸟，像乌云一般涌过密西西比河上空。这场旅程全长3000多公里，知更鸟一口气能飞10个小时或更长时间，有时一天可飞行300多公里。这些知更鸟在北方产卵繁殖以后，到了冬天，又会浩浩荡荡地返回南方来越冬。它们一生都是在这样频繁的两地往返中度过的。

科学研究发现，知更鸟体内存在着一种"化学罗盘"式的组织器官，能根据地球磁场进行方向辨别，给自己的旅行进行导航，从而顺利地往返于遥远的两个住处之间。

然而地球磁场非常弱，磁力只有普通冰箱贴磁力的1%。磁场与活体细胞内分子相互作用所产生的能量，不到一个化学键断裂或形成所需能量的一亿分之一。那么知更鸟是如何感知这种微弱的外在磁场信号呢？

经过大半个世纪研究，人们最终发现，知更鸟的眼睛里有一种隐花色素，这种化学物质是一种极敏感的光感受器，可以在它们的眼睛里创造一种特殊的"量子罗盘"，从而能通过光感受器来产生磁感应，进而为知更鸟测量迁徙方向，为它们的长距离旅行精准导航。

这些生物体通过体内的隐秘"装置"，能感知地球的磁场，来辨别方向，为自己指引路线。这个神奇而复杂的探测过程，远远超过现代人类所发明的任何科学仪器的测量。没有内在能量系统的运行，这些生命体就不可能做出如此精确的生命感应！没有能量系统的运行，生命细胞就不可能进行自我复制和分化！没有能量系统的运行，蝴蝶生命就不可能根据生态环境的变化，进行生命活动模式的"切换"！

生命：这个动态能量运行系统

能量的"阴阳脸"：正能量与负能量

白昼与黑夜，夏季与冬季，炎热与寒冷，运动与静止，生与死，阴与阳，正粒子与负粒子，正物质与反物质，正电荷与负电荷……这一切存在，这些相互对立的现象，都意味一个终极问题：能量具有一副"阴阳脸"，它们相反相合。宇宙间存在两种能量形态——正能量与负能量。正能量与负能量不同比例的编构，形成了宇宙各种不同的能量形态，就如两仪生四象，四象生八卦……

整个宇宙是一个无限大的能量场，是一个巨型的宏能量信息构象体，像一张无形的能量网一样，将所有物质形态和能量形态，精心地编织其中。而世间每个有形的物质，都是一个能量存在体，都蕴含着正能量和负能量，都是正、负能量构象的统一体，在两种能量相互纠缠、抗衡、不断处于动态增减和消长中，形成不同的能量级，处于不同能量状态。

不同的能量状态和能量级构成不同强度的能量场，当正能量超过负能量，这个能量体从整体上就会表现为一个高能量场；反之，当负能量以绝对的优势超过正能量，那么这个能量体就表现为低能量场。

从能量学角度来讲，正能量是一切能够促进和维护人体健康的能量形式，负能量是一切不利于人体健康的能量形式。生命的健康与疾病，便是这正负能量此消彼长的产物，生命不同的健康状态代表着生命体不同的能量状态。无论是环境中风、寒、暑、湿、燥、火的能量影响，还是声、色、嗅、味、触、感的能量互动；无论是大脑自主神经系统交感与迷走神经元细胞动作电位的生成与传递，还是内分泌系统拮抗激素分子云的生发与变化，无不遵循着正能量与负能量的此消彼长，无不演绎着能量构象与矩阵的改变，无不影响着生命系统的功能状态。

每个人作为一个相对独立的生命能量体，就像平行宇宙中的一个独立能量宇宙，在这个能量宇宙中，不断进行着各种形式的能量运行，如心脏窦房结细胞电信号的生成，大脑心脏中枢、呼吸中枢神经元动作电位的生成与传递，情绪系统的电闪雷鸣与暴风骤雨……

所有这些生命能量事件，我们仅从一个人的外表是无法体察到的。一个人宁静的外表下，可以暗藏着风云激变的能量事件，他的生理系统可以饱尝着波涛汹涌的情绪能量压力，我们无法觉察，直到他以不同的病症形式呈现在人们面前。

健康与疾病，以及种种亚健康状态，正是生命体内正、负两种能量形态互相纠缠和博弈下不同生命状态的外显。

生命能量的"活与死"：生命的本质

一只活蝴蝶与制作为标本的同一只蝴蝶，外观一样，解剖结构一样，DNA测序一样，但一只是活的，一只是死的，具有本质差别，这个差别就是能量，说明能量具有"死"与"活"之别。"活"的能量态，是指一个生命体所拥有的持续运行的动态的能量信息运行系统，存在生命能量流动与动态量子涨落，并具有DNA有序的能量信息开合与细胞行为有序活动。

一枚鸡蛋，如果我们放到100℃的开水中，它就变成了我们日常早餐中的高蛋白营养餐。如果将这枚鸡蛋放在37.8℃的恒温环境21天，它就可能孵化出一只活生生的小鸡。

剥掉壳的煮熟的鸡蛋，和一只破壳而出的小鸡构成元素相同，但它们的本质却大相径庭。小鸡是从一个单细胞受精卵细胞发育成"鲜活"的多细胞生命能量信息运行系统，而煮熟的鸡蛋则是一个"死的"单细胞受精卵和营养物质。

适宜的温度，激发了鸡蛋中的DNA分子"活性"，开启能量编构，细胞分子"工厂"开始运转，细胞开始复制，随之进行指数般增殖，在蛋壳的保护下一步步成形，最终编构成多细胞生命体——包含各种脏器的、多系统的小鸡生命形态，让最初的一枚混沌的球形卵，变成了一个鲜活的生命，变成一个不断成长并遵循生命运动规律的能量信息体，成为一个拥有超级编构能量信息能力和复杂动态能量信息场态，以及具有持续能量信息流动的自组织、自发展生命系统。

昨天还是活蹦乱跳的活小鸡，今天不小心死了，从外观看，小鸡还是那个小鸡模样，尸体解剖也是那些脏器系统，截取组织进行DNA测序也与活的小鸡相同，但一个是活小鸡，一个是死小鸡，具有天壤之别。

小鸡生命一旦失去了能量信息运动，就意味着它不再是生命本身。

在小鸡外形结构之上的这个有序的能量信息运行系统才是小鸡生命的本质。小鸡不仅仅是生物学可见的组织、器官、系统等构成的有形化结构体，它还拥有我们似乎看不见的一个无形的、多维的代表生命运行的能量构象体。

一个健康的人必然是一个正常运转的能量信息运行系统。当某个生命终止，通常首先消失的是生命电信号、能量场、电磁场，其次消失的是生命小分子云。没有了能量的支撑，最终造成各个生命组织中的细胞逐渐死亡，原先生龙活虎的生命体迅速降温，失去活力，变成一具僵冷的尸骨。

一个生命的孕育，意味着一个全新能量体的形成。精子与卵子DNA的结合，最大限度地激发了DNA的能量状态，相当于两种不同和互补的能量状态相互叠加与跃迁，形成了能量信息流动，从而让新生命能量具有了最强的生命态，中医称之为"先天元气"。人类在这种异质能量交叠中不断进化和升级，从而使整个人类不断走向一种更高级的未来。

每一种生命的死亡，不论是因为寿数已尽、无疾而终，还是因病去世，抑或是因为意外事故和伤害引发的猝死，还是其他什么原因，最后的终点结局首先是那些启动生命程序、维持生命程序运行必需的关键细胞（比如窦房结细胞、呼吸中枢神经细胞等）中的DNA生命能量态被关闭，由此DNA进入了"死亡"状态，不复苏醒。生与死是两种截然不同的能量态。

维持生命"活"的能量态具有类似于"悬浮力"的效应，呈充盈态，空明澄澈，使生命大分子中量子呈现舒展有序。在生命态能量场作用下，生命"活"的能量具有轻清向上的特性，正如植物向阳而生、向上而生，在这种场中，DNA才具有生命"活"性，其他生命大分子也才具有"活"性。

相反，"死"的能量则没有"悬浮力"效应，生命微观量子呈现出混乱无序状态，呈塌陷形态，变得沉浊向下，从而失去了生命力。从量子生命角度看，生命力是一种复杂且高度有序的能量运行模式，它激发并支撑和维持着整个生命体的存活和运动。

人体生命各个子系统的能量信息传导与转化，不论是正能量还是负能量，都发端于大脑神经细胞动作电位及其形成的无形生物电磁场等能量信息形式，表现为不同认知模式和意识的不同状态；然后通过自主神经系统动作电位以及内分泌细胞的DNA编构，合成激素小分子云，表观呈现为情绪之类的心理反应，再作用于生命功能系统细胞DNA感受系统，进一步通过DNA编构，生成有形的功能性或结构性大分子，最终引起生命表观生理形态的变化，产生各种健康状态、亚健康状态以及形形色色的疾病形态。

中医强调天人合一，环境正负能量会影响生命的能量状态。地球大自然的四季流转，自然造成环境能量对生命状态的不断"调节"，形成诸如动物的冬眠与苏醒，植物的开花与结果，女性月经的变化……

　　心理情绪犹如生命内在的能量天空，可以改变一个人的能量构象与状态。生气、怨恨等消极情绪，中医称之为肝郁气滞，会形成经络瘀阻，造成"乌云满天"，加速生命能量的下降，引发疾病，并以不同疾病形式进一步加快生命能量的下降。相反，大爱、宽容、豁达等积极心理，可以释放、激发并提升生命被封藏的巨大能量，从中医上讲就是补充"阳气"，可以提高和激发DNA能量态，最终会提升一个人的健康水平和生命活力。

　　在正能量与负能量的相互博弈和不断消长下，生命的高能态与低能态具有了不同的健康学意义。人刚出生时生命处于最高能态，中医称为之为"纯阳之体"，随后能量态逐渐下降，导致人体出现各种不同症状的疾病，最后直至最低能态——死亡态，生命便走向终结。

生命能量场的流动、共振、传递与意识流

　　人与人之间，人与动植物等生命之间，人与环境之间，可以在能量层面互动沟通，产生"量子纠缠"等微观量子学效应，生命能量场构象会随之移动、变化。同时，人的大脑电磁场也会在不经意之间受到周围环境的影响。这些情况，我们常常感觉不到，并不知情，但有限的感知并不能抹杀它们客观存在的事实。

　　天空中群鸟极速变化着飞行姿势和模式、江河里鱼群快速改变游动方向，等等，这些都与生命能量场共振和量子纠缠具有密切关系。

　　量子纠缠，通俗地讲，指曾经纠缠在一起的粒子，无论分开多么遥远的距离，都会保持瞬时的、近乎魔法般的联系或共振效应。比如曾经距离很近的两个电子，在某些作用力下被分开很远，即使相距几千万公里，它们两者都发生着不可思议的联系。如果其中一个电子发生变化，那么几千万公里外的另一个电子也会同时出现反应和变化！

　　在地球这个巨大的生态环境中，所有的生物都具有不可割裂的联系。地球生态环境就是一个宏大的能量场，它们互相影响着，整个大

生态体系牵一发而动全身。正如著名的蝴蝶效应所描述的：一只蝴蝶在南半球扇动翅膀，若干天后，会引发北半球某个地区的一场海啸。

　　一个人在一个巨大群体能量共振场中可以实现能量的激发与跃迁。生命能量运行系统中的电磁场以及DNA能量场，对内在和外在变化可很快做出相应反应和应对。生命对环境能量信息形态的反应性，常常是在无意识状态下发生，都是通过DNA能量信息运动形式，表现为基因的开合变化，进而转化为分子表达，最终影响细胞行为模式，从而促进生命体宏观活动模式的变化。应用在医学上，可以对生命体进行健康电磁场干预与治疗，以改善生命体的电磁场状态，进而达到防病治病目的。

　　不同的时空，生命体周围环境能量场不同，这些都潜在地影响着每个生命体的生命活动。因此，有些人在这个空间区域里感觉比较舒适，身心舒畅；而在另一个空间区域可能就觉得水土不服，身心俱疲。这可能就是所谓的风水合与不合的真谛。

　　季节的规律性更替，或者地球气温的冷热变化，是能量场发生变化的一个最明显也是最普遍的标志。这是高能量和低能量的消长和阴阳动态变化的体现，并形成了许多动物规律性的生命活动模式。比如，大多数动物会在春天发情，另外一些动物则选择在秋冬发情，例如斑马、牛羚、山羊、绵羊等。总之，所有的雌性动物会在每年固定的某些月份出现一次或几次排卵，准备受精和怀孕。

　　作为具有高级智慧的人类，每个人的能量场最终会形成独特的生物能量振动频率与磁场。不同的生命形态，生物能量振动频率不同，不同的人类个体能量振动频率也不同，可以相互影响，相互作用，并具有趋同倾向，产生同频共振。有些人待在一起就感觉很舒适惬意，有些人在一起却感觉是一种折磨煎熬，这也跟双方的生命能量频率是否共振息息相关。这可能就是所谓的两个人八字相合不相合的幕后机理。

英国曾有一项研究发现：母婴对视，可以使母子双方的脑电波达成同步状态。一个家庭中，父母的日常行为和言谈，会以家庭能量的形式，对孩子的语言和行为模式产生强烈的感染和塑造。

热恋中的一对情侣，通常也会催生同频共振，相互影响并趋同，进而形成相近的生活习惯或行为方式。

个体生命能量信息场形态，还能够展现个体的性格结构、人格特征、感觉欲望等。人的能量场的形状、结构，会依据人的心理或情绪的状态而改变。

现实生活中，一个人的心情会影响和感染另一个的心情，朋友或亲人的心理状态会影响一个人的思维和观念。这些都从侧面说明了，人与人之间不同的心理具有不同的能量场形态与结构，可以相互感知、相互影响。

两个相识多年的朋友，或作为搭档的两个交际舞者，他们之所以可以眼传神会，无声地交流和沟通，互相揣摩、推测和感知对方，或是心有灵犀，达成一种罕见的默契，就是因为在相处沟通中，个体之间的能量场所呈现的同频共振与相互吸引的超感力。

也就是说，人的能量场是有感知力、感觉力、觉察力的，这便是一个人的直觉力和洞察力的来源，只是平时这种能力被纷扰的因素干扰或屏蔽了，从而不能发挥出来。一个人只有内心沉静下来，排除各种外界干扰，达到空明澄澈、虚灵空静，这种力量才能显现出来，即静能生慧。现实中我们可以通过正能量医学（Positive Energy Medicine，PEM）冥想训练来增强这种能力。

每个个体生命都拥有复杂而不可见的能量信息场与能量流——中医学称之为"气"，它包含着宇宙一切已知与未知的能量形态，是正、负能量统一体，可形成不同能量构象、不同能量级别和能量运行模式。这种"场"与"气"具有整体不可分割、动态涨落、循环流动的特征，它的表观流动路径，中医称之为"经络"。

生命宏DNA能量信息网络系统，是生命宏观能量构象的核心，也有其感知力、觉察力、反应力。生命有形结构决定着能量场态的构象，生命能量场构象又可以反作用于生命有形结构，影响和改变生命分子与细胞构象与功能，相由心生，这就是我们常常可以感受到一个人态度或气质之优雅的幕后缘由。

中医学认为，人体周身贯通着十二经脉、十五络脉及奇经八脉等我们肉眼看不到的无形"能量管道"。它们合称为人体经络。

在中医看来，经络是运行全身能量、联络脏腑形体官窍、沟通上下内外的通路系统，也是人体X（即看不见的能量内涵）以及各个脏腑功能的调控系统。从这个意义来看，经络是生命能量得以流通和循环的"轨道"，就像在黑暗深海看到水母身上的多条光影流动。

如果说，血管是血液和营养物质的"高速公路"，纵横交错的毛细血管属于"县道"或"乡间小路"，经络便是人体内无形能量的"交通干道"。人体经络上的720个穴位，则可以看作是这些能量线路中设置的关键"枢纽"，让生命能量贯通，时刻流转和转化。当人体某个部位经络堵塞，或流通不畅，中医称之为"气滞"，人体整个能量运行系统就会出现紊乱，进而造成脏腑功能障碍，人体就会出现异常，我们通常称之为"疾病"。

中医经络，本质是人体能量场与能量流的一种表观结构。通过对人体经络的深入研究和挖掘，未来经络治疗技术将成为生命能量医学重要的手段与方法。未来医学将更多地通过平衡生命能量系统，来实现生理功能的平衡，从而达到健康促进与疾病防治效果。

能量医学：提升人体的正能量

人体正负能量间的"博弈"

人是一个复杂的能量体，而不仅仅是我们可见的物质结构体。从视觉、触觉、嗅觉、听觉、味觉等能量激发到大脑神经细胞动作电位的转化，从血液流动、消化反应，到营养物质的吸收和转化，无不是生命能量运行和转变的结果。

我们身体本身就是一个带电的具有不同能态的电磁场，并进行着各种电与电磁信号的生成、释放和转化，也自然会受到外界不同电磁场的影响或扰动。人类的思考、心理活动，都是神经动作电位变化，都是脑电波构象与矩阵转化，都是不同电磁场的涨落变化。

当我们向别人说话时，通过一种声波信号传到对方耳中，被对方大脑神经接收，转化为电信号，传入大脑，形成能量传导；同时我们的手势、态度、语气、举止等都会被对方感受到，领会言谈的内容含义和价值倾向，进而会构成一场能量交流，达成某种能量效果。这种语言交流也是人体能量互动的表现方式之一。

两百年来，生物医学对可见的生命结构进行了大量研究，并不断从宏观向微观深入，但始终缺乏对不可见的生命能量构象体与运行特性的研究。而古老的中医学与现代心理学，却包含着成熟的生命能量医学理论，针灸、冥想、观自在与五蕴皆空修炼，则是生命能量医学相关技术方法。

中医经络学其实是一套完整的生命能量医学理论。经络是人体能量流动运行的路径，腧穴则是人体脏腑之气经过经络这些管道输注于体表的枢纽部位，同时沟通体表与体内脏腑的联系。人一旦发生病变，常常会在人体相关的穴位反映出来。在相关的穴位进行针灸，疏通闭塞瘀阻的气血，让能量运行得以贯通顺畅，实现能量正常循环运行，由此让人体恢复健康。

人是一个多维立体的生命能量场，生命能量就像一团持续燃烧和流淌的火焰，与生俱来，本自具足，这些能量在人体中持续运行、流转，或高或低，或大或小，支撑和维护着人体生命的正常生存功能和活动。

不同的人能量场是不同的，每个人都拥有自己不同的能量形态和构象，就像每个人的指纹一样，都有着独一无二的个性化特征；而同一个人的能量场状态，在不同的时空、不同的环境与场合、不同的生命状态、不同的情绪和心理状态下，是动态变化的，并会随着种种内外界因素的变化而涨落波动。

根据能量场的强弱程度，生命能量往往表现为不同级别。有些人的能量场处于高能量状态，有些人的能量场则为低能量。高能量状态往往意味着健康状态，阳气充沛；低能量状态则意味着亚健康或疾病状态，气血双亏。日常生活中，较高能量状态的人不容易罹患疾病，精力旺盛，精神状态也较佳，并呈现出某种人格魅力；较低能量状态的人则时常会萎靡不振，较容易感染各种疾邪，精神状态也会较差。

通过人为一些积极措施和积极因子干预，比如通过正能量医学方法，完全可以将一个人从生命低能量级别调整到高能量级别，从而改善个体健康状态，有效防治疾病。

人与环境、人与社会、人与人之间的关系，本质上皆为能量互动关系。一切能量转化，都是不同能量形式之间的转化。每个人都是通过视觉、听觉、嗅觉、触觉、味觉和感觉，来接收外界正能量或负能量信息。经过不同能量信息模式转化与传导，如心理学上的"积极认知"或"消极认知"，即正能量转化机制与负能量转化机制，从而引起生命能量级别的升高或下降，最终通过DNA的积极或消极表观构象变化，影响和改变细胞行为。

在中医学看来，一个人所受到的任何"外淫"，对生命来讲都是不同形式的能量信息构象，比如，六淫——风、寒、暑、湿、燥、火，均可引起生命能量构象的变化，进而引发不同的健康问题。天气寒冷，通常会引起人体的毛孔封闭，经络闭塞不畅，人体能量流动出现局部中断或停滞，人体能量场出现紊乱，人体能量状态就会明显减弱，自主神经功能出现失衡，内分泌系统功能紊乱，细胞行为学异常，免疫力下降，以风、寒、暑、湿、燥、火为表观特征的病毒细菌也就会趁机入侵、大量繁殖、肆虐机体，普通感冒、流感、上呼吸道感染性疾病不期而至，并成为感染冠状病毒等高传播性病原体的高危群体。

人类常见致病微生物——细菌、病毒、支原体、衣原体等——作为负能量体，躲在周围环境，藏匿在人体表面与腔道，只有在人体能量场降低、免疫力下降时才会大肆繁殖，进一步向内入侵机体，破坏机体细胞，制造各种毒素，扰乱生命功能，危害身体。从这个角度而言，感染性疾病是人体内外正能量与负能量较量与博弈的消极产物。

生命外在的负能量源，既来自生存环境的风寒暑湿变化，也来自不同的致病微生物，还来自形形色色的社会因素——不良的人际关系、不良的生活方式、生活中的不良生活事件，以及生活工作带来的压力，等等。它们都会成为导致人体发病的潜在风险因子。

那些生命内在心理负能量源，中医称之为"内邪"与"七情"，会对健康造成极大的影响，包括日常生活中的各种不良情绪、不良心理状态、不良认知等，这些会造成人体生命能量的虚弱和降低，引起自主神经功能失衡、内分泌与免疫紊乱，招引外界负能量的入侵，最终损害人们的健康，甚至导致死亡。

相反，外在正能量源包含温暖适宜的气候和环境、社会支持和人文关怀、良好的人际关系、健康的饮食习惯、规律性作息和运动锻炼、科学的生命健康促进方法、积极的心理干预等。它们可以提升生命能量和活力，增强免疫力，提升生命健康指数。

内在心理正能量源则包括积极向上的人格、积极乐观的认知模式、良好的情绪和心态、饱满的精神状态、内心的宁静，等等。它们可以让人获得积极的力量，抵御消极事物侵害，确保生命的健康运行。

一个人正常生命能量状态，皆在一定正常能量区间内波动。一切外在致病因素或内在致病因素作为负能量体，可与生命产生能量互动，让生命处于低能量状态。当人体能量状态下降突破一定阈值，进入亚健康能量区间、疾病能量区间，甚至死亡区间时，就会产生亚健康、罹患疾病，甚至死亡。

从能量医学视角看，人类疾病防治策略，本质上就是要努力提升人的整体能量水平，改善能量构象。中医学比较普遍的方法有"温阳补气""升清降浊""活血化瘀"，以及"宣通气机""平衡阴阳"等。

心理学则是通过一系列积极的认知训练、积极的情绪调节，以及PEM冥想等心理干预方法，来提高生命内在的精神心理水平与整体能量状态，进而通过自主神经内分泌系统，改善细胞行为与免疫力，达到防病治病效果。健康运动是提升人体能量状态及平衡阴阳十分有效的方法。西医在提升生命正能量、改善能量构象方面常常缺乏有效的方法。

由于能量流与能量场不可见，没有具体可描述的形态，我们可以用比类的方法进行表述与体会，将生命能量状态比作天气：健康能量状态对应的是阳光明媚、蓝天白云的晴朗天气；亚健康能量状态对应的是雾霾遍布、乌云满天的阴沉天气；疾病能量状态对应的则是阴雨绵绵，甚至是狂风暴雨、电闪雷鸣、冰雹霜雪等天气。

西医学只对有"形"可"见"的临床生物现象进行诊疗，没有针对能量学的诊疗技术与方法。亚健康更多是生命能量状态的改变。中医学与心理学拥有能量医学的诊疗内涵，并有相应方法和手段实现清理雾霾、驱散阴云、去除寒霜雷雨等能量医学效果，是未来医学发展的重要方向。

中医学的人体能量之 "火"

从中医视角看，人体是一个宏大的、全息的、具有立体网络的能量信息构象体，遵循着阴阳五行规律，具有一定的运行模式；同时也是一个具有十二经络与奇经八脉的能量信息运行系统。从这个角度而言，中医是一门古老的能量医学，千百年来，为人类健康发挥着巨大的作用，并延续到21世纪的今天，对我们日常疾病防治与突发疫情防控，具有重大意义和价值。

日常生活中，尤其在炎热或干燥季节，或季节交替期间，不少人会出现牙龈肿痛、口腔溃疡或鼻腔无故出血等，中国老百姓通常都会自我诊断为 "上火"。他们会选择一些中药如清热降火药，会熬一些绿豆汤、苦瓜汤或冰糖雪梨之类的饮品，进行自我调治。

上火，是中医一种取象比类的通俗称谓，表现症状为牙龈肿痛、口舌生疮、面红目赤、口唇干裂、鼻腔出血、身热烦躁、口苦燥渴、疖肿乍起，等等。这些都是人体 "上火" 时常见的表观现象。

中医所谓的 "火"，并非着火，而是一个形象的比喻，表现为一系列中医病征，它是阴阳失衡、阳相对于阴过剩、阴相对于阳不足的免疫激惹状态。上火的本质是人体阴阳失衡暨自主神经功能失衡后出现的 "热症"。从生物医学角度而言，上火更多是人体内能量失衡引起的一系列自主神经、内分泌、免疫功能紊乱所致的非感染性 "炎"性病症。

上火症状还与体内的五脏六腑息息相关。中医根据生 "火" 之源，将其分为心火、肝火、胃火、肺火、肾火等，临床上最常见的上火则是 "心火" 和 "肝火"。

心火分为虚火和实火两种，虚火表现为低热、盗汗、心烦、口干等；实火则表现为反复口腔溃疡、牙龈肿痛、口干唇裂、心烦易怒等。

生活中人们常称一些情绪容易激动的人为 "肝火大"。"肝火大"的人常常会伴有口苦口臭、头痛头晕、眼干耳鸣、睡眠不稳、身体闷热等症状。临床上很多健康问题，大多是由心火和肝火引起的，经常清清心火和肝火，不失为一种良好的保健习惯。

中医解决上火，需要对是虚火还是实火进行诊断，并判断"火"的来源，对症下药，可服用滋阴、清热、泻火、解毒等药物，也可用中医针灸、拔罐、刮痧等方法，让人体的能量重新恢复平衡状态，从而达到相应的"祛火"效果。

按照中医理论，人体的十二经络和奇经八脉构成人体能量运行的"交通网络"和"循环管道"，人体能量运行呈左升右降"闭环运动"，正常状态下，这些流动的能量维持着阴阳动态平衡。在内外致病因子、风险因子干扰下，经常会出现气机紊乱、肝郁气滞。人体生命能量信息场就会出现各种变化，阴阳失衡，导致亚健康或疾病。

传统中医经络治疗，无论是针灸、推拿，还是拔罐、刮痧，其目的在于打通闭塞的经络，疏通这些人体能量管道，确保能量的正常运行，进而实现阴阳平衡。

中医五脏理论，既是对生命系统五种功能的表述，又是对生命能量运行系统五种相征的表述。中医五脏之间相生相克，维持着能量与气机运行的平稳状态。肝属木，木气具有疏泄能力；心属火，火气具有宣通能力；肺属金，金气具有收敛能力；肾属水，水气具有封藏能力；脾属土，土气具有运化能力。五脏之间具有生克关系，每个脏器在功能上均需有其他脏器的辅助，因而本脏不至于虚损；本脏反过来能制约其他脏器，又使其他脏器不致过亢。

通过这种生克关系，五脏之间紧密联结成一个整体系统，维持着人体内环境和能量场的协调统一。因此，生活中通过中医方法来调理五脏功能与气机运行，可以实现能量提升与阴阳平衡，最终达到治病与防病效果。

善与爱：提升生命能量的"良药"

生命是一个巨大而深邃的能量世界，封存在我们体内的能量几乎是无穷的。如何挖掘它、驾驭它，如何激发生命正能量以永葆我们心身健康，同时避免负能量因子的侵袭和反噬？

这个问题，历史上的圣贤早就给我们指明了方向——大爱无疆，善德永存，但一个人要做到却很难！然而从本质上讲，一个人内心生爱与生善，对人施予爱、给予善，恰恰可以点燃并激发自己生命内在本自具足、取之不竭的能量之火，让自己的身心处于高能量的良好状态，施爱心、行善行是每一个人自己生阳补阳的秘籍。但是面对人生的艰难曲折、沧海桑田，又有多少人能够做得到呢？又有多少人能够深悟其中的道理与高深智慧呢？

众所周知，情绪、心态、意志，所有的心理状态，都会影响一个人的生命状态。良好的情绪和心态，会增强能量场，提高能量强度，让人达到高能量级；消极或负面的情绪和心态，则会降低生命能量，让生命处于低能量级。所以，要珍惜让你产生良好情绪的身边人，要善待能让你心中产生善意的人。当然，不论世事多么苍凉，能自生爱心、自生善念的人，才是真正的大智之人。

人之心理，本身是人体生命能量信息运行状态的呈现，不同的心理情绪状态对应着不同的生命能量状态。不同的能量状态也造就着不同的心理情绪。

《黄帝内经》中讲"百病皆生于气"，但生活中的生气属于情绪反应的一种。研究发现，人在生气时，大脑动作电位如电闪雷鸣，内分泌系统会分泌包括"去甲肾上腺素"在内的一系列的化学物质，如疾风暴雨，形成"分子风暴"，引起心率增快，呼吸急促，肌肉紧张，平滑肌收缩，血压升高……

正常情况下，人体分泌的去甲肾上腺素量少而稳定，一旦生气，分泌量会成倍增长。如果一个人经常生气，这种激素就会持续分泌和积累，导致自主神经功能失衡，久而久之就容易罹患疾病。还有惊恐等消极情绪，同样会通过自主神经刺激人体内分泌系统，分泌一些不良的对人体具有伤害的化学分子，损害我们的身体健康。

消极情绪触发身体分泌产生各种负性激素，它们会让人体处于负能量状态，表现为生理功能低下，免疫功能失衡，容易引发各种医学难以解释的症状（MUS）、亚健康与疾病，或者加重已有的慢病。

一些人将生活目标限定在自己狭小的天地中，喜欢斤斤计较，让自己的思绪和认知局限在各种烦琐的利害关系中，很少能注意到美好的事物。这样的内心是狭隘的、封闭的，也是负面的。

从能量角度看，这样的人，他体内的基本粒子处于塌陷构象，就像"能量黑洞"，让生命能量处于低水平状态，容易导致人际关系不良，容易生气、情绪不稳，自主神经内分泌容易紊乱，免疫力因而下降，容易受到内外各种致病因子的侵袭，所以也就容易罹患疾病。

相反，一个宅心仁厚的人，他的爱心与善念具有正能量效应，他的内心充满光明，心胸坦荡，不会为一些鸡毛蒜皮的私利而羁绊。处处施恩，与人为善，在帮助别人的同时，他的内心平时被封藏的能量会得到充分释放与激发，他会获得一种愉悦和更多自信的能量，这时，他的生命基本粒子构象处于充盈状态，生命能量处于高水平状态，在这样的能量场中，其自身免疫力增强，对于内外界的各种致病因子也就保持着高度的抵御能力，因此也就不会容易罹患疾病。

抑郁是一种非常低沉、消极的心理状态，也是导致生命能量显著降低的一种状态。一个持续处于抑郁状态的人，多呈现中医阳虚体质，容易引发各种慢性疾病。如果没有出现良性转化，就会发展成为抑郁症患者，甚至会出现自杀。因此，抗抑郁治疗必然是一种提升生命能量的积极心理治疗措施或中医升阳补阳的方法，而不是相反。

诸如悲观、自卑等消极认知，以及悲痛、忧伤、恐惧或绝望等负性情绪，都是人类负能量转化模式。不过，这些都可以通过积极认知训练、积极情绪训练、积极冥想训练等心理调节改善，也可以通过中医药来调理，本质上都是通过提高生命能量水平来达到治疗和预防的目的。

宇宙间的一切关系都是能量关系，社会适应和人际关系同样也是一种能量互动。偏执、敏感、敌对等不良人际关系，都会产生负性情绪与负能量，可能致病；相反，感恩、善良、乐于助人等良性人际关系产生积极情绪，表现为正能量，可以治病。所以，心性修养、人格修炼，都是极其重要的自我健康促进与疾病防治智慧。

作为人际交流的语言可以看作是一种能量信息包，它可能是正能量包，也可以是负能量包。日常生活中，由于不同人的说话方式各有不同，沟通效果、心理效应也会大相径庭。俗语说："良言一句三冬暖，恶语伤人六月寒。"良言即对别人起到积极心理效应的话语，可以给人产生心情的愉悦，或给人带来智慧的启发。良言对于人体生命能量也具有明显的提升作用。良言通过认知情绪转化来激发对方体内的良性激素分子网络系统，让人温暖、愉悦、舒心，从而实现健康促进的效应。

医学界流传这样一句话："医生自古有三宝，语言、药片、手术刀。"语言具有治病力量，并排在第一位置。

"爱"是人体的纯阳之气，是生命的阳光，具有强大的生命能量，也是最完美的正能量表现形式和生命体验。它常常被封藏在我们生命的深处，是点燃生命之火，是激发智慧之灯，是维持能量之源，是抵御疾病之盾，它是宇宙大道。

历史上那些怀有远大抱负、心存社稷百姓的伟人，都是具有博爱精神、具有强大能量场的人。现实中，那些具有爱心的人总是让人温暖，对人、对事物或对事业抱有深刻的爱，内心总是充满了高昂的热忱和激情，具有人格魅力与吸引力，他们往往会做出巨大的成就，同时也会受到许多人的敬佩和爱戴。

从能量粒子层面看，一个永葆爱心的人，他的生命的基本粒子具有完美形态，生命宏分子网络具有完美构象，作为生命"程序"的DNA分子也会表现为最佳的表观功能态。

"心生爱意"是提升生命正能量的最有效方法，爱能产生良好的量子纠缠，产生强大的能量共振，从而改善和增强一个人的生命能量场，并由此对周围的一切事物产生良性影响。

身边具有可以让人生爱的人，本身就是一种幸福。其中，最典型的就是父母对儿女的爱，它巨大无私，也是生命的力量源泉。

施予爱心与滋生爱心是一种人生能力，它虽然本自具足，但不是每一个都能做到、都能做好的。PEM冥想训练和积极心理干预，是一种有效的、防治结合的正能量医学方法，可以提升人的心理状态和生命能量，从而改善生理状态，激发DNA潜能，产生良好的健康状态。

具有爱心、善心、慈悲心的人，自生"阳光"，心胸豁然而敞亮，一般会拥有充沛的阳气，以及较强大的生命能量场，生命整体也容易达到阴阳平衡的状态，因而他们的生命大多处于"风和日丽、阳光明媚"的状态，也容易产生较强的人格魅力和感染力。

那些拥有贪婪、自私心态的人，以及怀有"恶念"的人，生命多处于负能量状态，能量场也比较弱，其生命体常常处于"乌云密布、阴雨绵绵"的状态，这样的人也就容易生病，容易遭受疾病的侵袭。

古语有云："得饶人处且饶人，可施恩时便施恩。"恕人以宽、报怨以德、由恨生爱，这些都是人生需要修炼的最大的生命智慧与健康智慧。大爱冥想、大善冥想、积极冥想等，是训练一个人由恨生爱、宽恕生爱的有效途径，它能提升人体正能量场，温阳通络，平衡阴阳，可以让你保持健康与幸福状态，并有效地防治疾病。

每个人的内心深处都有善与爱，它具有能量同源性和同频共振性，是生命的最佳能量状态，也是让所有人的能量世界可以产生同频共振的强大力量。当进行群体爱与善的冥想时，个体之间往往会相互感应，产生有效的能量共振，进而可以深度激发每个生命个体的正能量潜能，同时增强冥想群体中所有人的能量场，提升他们的能量级别，进而产生一个人难以企及的强大的集体疗愈效果。

正能量医学——感染性疾病的"宿敌"

我们生存的地球，是万千种生命共生共存的一个生态系统，我们称之为"生物多样性"。所有的动物、植物和无数种微生物共同生存的场所，我们称之为"大生态圈"。其中，大部分微生物需要寄生于其他高级生命体。

人体寄生的微生物，主要有细菌、病毒、支原体、衣原体以及各种真菌，比如呼吸道中的鼻病毒、肠道的菌群等，它们共同生存在人体这个宿主的体腔或体表。

人体皮肤表面、口鼻腔、呼吸道、消化道及生殖道等部位几乎都寄生着大量细菌。其中，绝大部分是益生菌，如肠道中辅助消化的细菌；另外一部分细菌，时常会引起身体局部感染，导致人类各种感染性疾病发生，称为致病菌。

研究表明，地球上的物种大约有150万种，微生物种类有10万左右。而在我们成人体内栖息的微生物（以细菌为主）则有3000多种，仅口腔中通常就寄居生存着数百种微生物。这些微生物中最多的是细菌，可达人体细胞数量的10倍，总数达500万亿个以上。据说，一只没有清洗的手掌上，通常会有100多万个细菌。

鼻腔是人体唯一不闭合的器官，与外界环境时刻相通，因此，鼻腔是人体最大的"病菌库"。据相关研究，人类鼻腔内的细菌竟有900多种，数量是马桶上细菌的400多倍！这也是人类容易罹患呼吸道感染的原因之一。

人类口腔内的细菌仅次于鼻腔，排名第二，细菌种类达700多种，通常情况下，我们口腔内至少生存着2000亿个细菌。据研究，男女之间的一个亲吻，至少可以互相传输8000万个细菌！

人体肠道内寄生着500～1000种细菌，数量大约有100万亿个。这些种类繁多的肠道细菌，统称为"肠道菌群"。它们是人体肠道内的正常微生物，大多数是有益的。每个人至少有160种益生菌，它们构成了人体内重要的益生菌群。它们可以分解或合成一些营养物质，产生某些生命必需的维生素、氨基酸，平衡自主神经、内分泌与免疫系统，阻止有害菌生长，产生调节功能的激素，影响大脑功能、细胞代谢、体重和消化能力，抵御感染和自体免疫疾病患病风险。

比如，双歧杆菌、乳酸杆菌等能合成多种人体生长发育必需的B族维生素、维生素K、烟酸、泛酸等，还能利用蛋白质残渣合成人体必需的氨基酸，如天门冬氨酸、苯丙氨酸、缬氨酸和苏氨酸等，并参与糖类和蛋白质的代谢，同时还能促进人体对铁、镁、锌等矿物元素的吸收。这些肠道菌群对人类的健康有着极为重要的作用，一旦缺少某些菌群，或菌群之间出现比例失衡，会引起某些疾病。

医学最新研究发现，人体肠道菌群紊乱与心理问题、心身疾病、慢病等密切相关。同时，肠道菌群状态也与中医体质密切相关。中医体质是传统中医学根据人体不同的生理特征和症状差异，将人的体质分为平和质、气虚质、阳虚质、阴虚质、痰湿质、湿热质、血瘀质、气郁质、特禀质九个类型。其中，只有平和质为正常健康态体质，其余八种为非正常体质。传统中药配方通常具有调节肠道菌群作用，进而从整体上改善人的健康状态。对应中医所划分的九种体质，肠道菌群也可分为九种菌体构象，中药通过有效调节肠道微生态、菌体构象，可对一个人的体质状态进行调整，进而产生多方面的健康促进与疾病防治的效果。

不过，对于肠道菌群中其他更多的细菌在肠道内究竟扮演着什么角色，细菌之间的关系以及它们对人体健康到底发挥着怎样的作用，需要我们进一步深入地研究和探索，逐步明确具体的微生物谱系与相关疾病的联系，确定各类疾病的特定菌群构象，进而通过检测肠道菌群的组成来确定个体是否患有某种疾病，这将是未来医学一个重要发展方向。

除了庞大的细菌库，病毒也是人体内另外一类常见的寄生微生物族群。据统计，我们身体中有380万亿多个病毒，这些病毒群体统称为人体病毒组，它们寄生在皮肤上、鼻腔内、血液中、肺部、肠道内，甚至尿液里，这些无细胞膜的微生物几乎在人体无处不在。

在人类鼻腔，研究人员已经鉴定出超过120种的鼻病毒，它们是人类病毒血清型最多的病毒。这也是人类最容易罹患感冒的原因之一。这些鼻病毒是引起我们日常普通感冒的主要病原体，也是引起各种急性呼吸道疾病的"罪魁祸首"。人类将近半数的急性呼吸道疾病感染，如普通感冒、急性鼻炎、鼻窦炎、病毒性咽炎、喉炎、疱疹性咽峡炎，等等，大都是由各种鼻病毒感染引起的。

正常情况下，这些细菌和病毒与我们人体"和谐共处"。从生命能量学角度看，尽管它们属于人体内的负能量体，但是在我们生命高能量状态下，在我们自身免疫系统的"严控"下，在白细胞的四处"巡查"下，这些微生物的生存数量被控制在一定的限度内，它们不会进行大量繁殖，被我们身体的正能量压制住了。

一旦我们身体虚弱或过度疲乏，人体能量场降低，免疫力下降，寄生在人体内的这些微生物趁着人体免疫、防御系统出现漏洞之际，就会大肆复制和繁殖，微生物大军的数量和破坏能力超过了一个人免疫系统的防御力量，就会大量入侵人体各种细胞，进一步打破人体的正负能量平衡，于是我们就生病了。

尽管细菌、病毒始终存在于每个人的体内，但并不意味着一定就会感染生病。生病只不过是在一定条件下正负能量博弈的结果。在这个博弈过程中，尤其是病毒常常会发生变异以增强毒性，在正负能量博弈中胜出，超过人体正能量与免疫屏障，让人生病，人类必须不断提升自己的能量级别与免疫力，才能达到新的能量平衡与健康状态。

从能量医学看，与人类相比，病毒、细菌属于负能量体，喜阴克阳。日常生活中，那些抑郁、阳虚体质的人，由于能量级别较低，容易导致病毒与细菌的过量寄生、繁殖，从而容易罹患一系列感染性疾病。所以，经常感冒的人以及罹患慢性感染性疾病的人，大多都伴有不同程度的阳虚体质，并且往往伴随着不同程度的抑郁状态。

当人体阳气不足，人体能量状态降低到一定区间，适宜病毒、细菌大量生存，造成病毒、细菌入侵与寄生，但尚不会造成过度损伤，未达到严重疾病状态，这就是病毒、细菌伴随状态或携带状态，如幽门螺旋杆菌阳性（HP+）、人乳头瘤病毒阳性（HPV+）、乙型肝炎病毒阳性（HBV+）携带状态等，反过来看，它们也是显示个体能量状态即生命心身能体质处于这样一个区间的"标志物"。

要削弱或清除病毒或细菌携带、伴随状态，应当以提高人体正能量为目标，只要个体能量提升到一定水平以上，病毒、细菌等微生物将不除自去。

因此，去除HP+、HPV+、HBV+等致病微生物的携带状态，在治疗策略上，除药物治疗外，应重视以心理学和中医学提升人体正能量的相关技术方法。

流感等病毒对人体是致病性甚至是致命性的，而且流感病毒的DNA变异非常迅速，因此，通常会引发人类急性病毒感染性疾病。流感病毒的DNA属于负能量体，在一定级别的正能量体内，难以启动复制，难以大量繁殖生存。

当人体在受寒或被消极情绪困扰等前提下，或因疲劳，人体持续处于低能量状态或负能量状态时，才会入侵人体细胞进行复制与大肆繁殖，进而造成各种感染，引起相应的组织、器官损伤，产生疾病状态。因此，流感的防治也需要通过提高人体能量级别，辅助以抗病毒药物，才会达到良好的效果。

慢性感染性疾病，往往是由于某种病毒或细菌在宿主体内增殖，持续复制而又不能杀死宿主，造成的慢性迁延性敌我双方持续博弈的一类状态。经急性或隐性感染后，病毒持续存在于机体血液或组织中，经常或间断地排出体外，它的显著特点，就是发病进展缓慢，前期症状比较轻微，甚至难以察觉。

面对同一种微生物，同样的生物致病因子，不同的人由于具有不同的能量状态、不同的心身能体质、不同的免疫状态，会出现不同的结果：有的人不被感染、安然无恙；有的人微感即愈、毫无症状；有的人仅仅轻度感染，出现轻微症状，而后会慢慢自愈；有的人则会迅速发病，遭受免疫风暴，几天内就发展成为重症患者，甚至死亡；有的人则迁延不愈，形成慢性感染性疾病状态。

比如，乙肝病毒（HBV）是一种嗜肝DNA病毒，它在人类生存的环境中普遍存在。我们每个人都有机会接触，但是绝大多数人没有罹患乙肝，只有很少一部分人发展成了乙肝病毒携带者，另外极少一部分人会罹患重症肝炎。在乙肝易感人群中，较多见的是不同类型的慢性乙肝患者。

之所以不同的人有不同的表现和结果，不同的患者也具有各种不同的症状，主要原因在于不同的人对肝炎病毒的免疫反应模式不同。所以，从这个角度而言，不是乙型肝炎病毒让一个人得了慢性肝炎，而是这个人的能量状态以及对乙型肝炎病毒特定的免疫反应模式，让他得了相应类型的慢性肝炎。因此，乙肝防治应当以提升人体正能量水平为目标，以中医阴阳平衡以及调治体质为手段，以改善免疫反应模式为抓手，抗病毒为辅，标本兼治，内外兼修，才能取得满意效果。在这里，单纯抗病毒治疗往往效果不佳。

生命在正常能量状态下，细菌与病毒不具备致病活性和繁殖能力。我们自身的能量状态，我们每时每刻能量场的强弱，我们身体的阳气，最终决定着我们是否罹患感染性疾病。为了维护长久的健康，我们唯一要做的明智之举，就是在生活中不断学习养阳之法，不断提高和保持自己的高能量状态。

第三章

黑箱系统：生命本自具足的内在力量

一切系统皆具有自组织、自平衡、

自修复、自适应的能力

生命是一个全息黑箱系统，每个系统相对独立的局部都包含了整体的全部信息，系统具有本自具足的内在自稳态力量。

　　个体生命系统是由功能既相互独立又相互联系，既相互促进又相互抑制，既相互影响又相互协作的多个子系统组合而成，各子系统皆在自主神经自耦合力、自平衡力的调控下保持动态平衡，各子系统功能之间具有全息对应关系。

　　人体每个细胞都具有发育成为完整生命形态的全息内涵与潜能。

探究"黑箱"系统的生命体

万物有序：存在孤立的单一事物吗？

大至茫茫宇宙，以及太空中的每一颗星球，以及复杂的自然界、纷纭的人类社会，小到肉眼看不见的微观原子、一个病毒、一枚细菌，以及可见的微小尘埃、一粒种子、一群蜜蜂、一台机器、一座工厂、一个组织、每个人体……所有的这些存在，无不是一种系统构成。宇宙中，不存在任何绝对孤立单一的事物，它们都处于一种系统中，或建立在某种规则的、系统的基础上的存在。

任何一个东西，即使是一粒花粉、一片绒毛，它的内部也都有着极其复杂的结构和组织，具有某种难以探知的组织结构、分子结构、原子结构、粒子结构以及深层的能量结构甚至能量流动。

那么，何为系统？

系统通常是由若干个要素，以一定结构形式联结构成，并且具有某种功能的有机整体。在这个定义中，包含了系统、要素、结构、功能四个概念。它表明了要素与要素，要素与系统，结构与功能三方面的关系。

系统与所组成的各个要素之间具有全息对应关系。开放性、复杂性、整体性、自耦合性、自组织性、自发展性、全息性、等级结构性、动态平衡性、单向时序性等是宇宙中所有系统共同的基本特征。

什么是"自组织"？顾名思义，就是一个系统内部可自行有序结构的过程，这是一种系统本自具足的力量。如果一个系统靠外部指令

而形成组织，就是他组织；如果不存在外部指令，系统按照相互默契
的某种规则、依赖某种自然力量，各尽其责而又协调地、自动地形成
有序结构，形成某种功能，就是自组织。

自组织现象，无论在自然界，还是在人类社会中，都普遍存在。
通常，一个系统的自组织属性愈强，保持和产生新功能的能力也就愈
强。一个系统的自组织能力会形成其自发展力，比如生命物种的进
化，人类社会的不断发展演化和进步。一个人体生命从一个受精卵指
数增殖，形成囊胚，分化成形，发育成长，呱呱坠地，就是一个持续
的自组织过程。

同时，自组织能力也促使每个系统内部产生复杂的等级结构，或
者称为"内在秩序"，即多层级的系统——整体系统和不同层级的子
系统。

什么是"自耦合性"？无论是系统整体还是其子系统，内部还有
一套阴阳自耦合的双相制约机制，就是作用相反的双方可以相互联
结、联系，形成一种互生、互克的动态平衡机制，以保持系统内在稳
态性。自耦合构成了系统的矛盾统一体，并形成了阴极生阳、阳极生
阴机制。自主神经系统是人类生命内在的具有自耦合的双相平衡调节
的内稳态系统。

一旦某个系统的平衡遭到破坏，这个系统就意味着消失。一个生
命系统的平衡被打破，就意味着它将难以自立，很快就会走向死亡。
系统构建了事物的存在。系统被打破，事物就会必然终结。

系统从生到灭的单向时序性特征注定每个系统都不会永恒存在。
随着线性时间的前行，系统的内部在与外界的交互对抗中，不断演
变，逐渐衰变，最后，都会走向自己的终点——解体或死亡。万千生命
形态无不如此，太空里庞大的银河系、太阳系也不例外。

那么系统是如何构建与运行的？

系统是由内而外构建的，不是由外而内构建的。浩瀚的宇宙，是
由洪荒之前的一个奇点爆炸，能量不断演化而构建起来的。高级生命

体，是由一个受精卵细胞通过不断自我复制、分裂和功能分化而构建起来的。

与此相应，系统是由内而外控制的，不是由外而内控制的。系统的平衡与稳定，源于无极生阴阳的内在控制而不是由外部机制控制。原子是由原子核控制的；细胞是由细胞核DNA控制的；器官组织是由一个细胞主导的，由细胞核团（中心）控制的；生命个体是由一个神经细胞主导的，由大脑自主神经系统控制的；社会组织是由一个人主导的，由核心管理团队控制的；一个国家则是由中央政府机构主导的，由各级政府和职能部门掌管负责的。

任何系统都是一个有机、有序的功能整体。它不是各个部分的机械组合或简单相加，系统的整体功能，更多体现在系统的能量信息流动，是各要素在孤立状态下所没有的性质。通俗而言，系统的功能和价值，远远大于各要素之和，大于各个局部的相加。各要素之间、各局部之间，如果没有结构化的组织，就产生不了系统所赋予的新功能。

结构的叠加不等于功能，微观的集聚不等于宏观，瞬间的累积不等于永恒，局部之和不等于整体。系统是有功能与目标的，系统为功能而诞生，为目标而存续。

生命是一个结构、能量、功能三位一体极其复杂的系统。任何一种生命，任何独立的生命个体，无不是一个系统的存在，而又处于更大的系统之中。

1996年，生物学家克里斯汀·帕伦特将生命系统定义为"开放的自组织系统"，具有生命特性，并且能够通过能量信息和物质能量交换，与其所生存的环境进行互动，相互影响。

不同种类的生命，具有不同的系统特征。自组织属性的强弱，决定了生命体的复杂度和高级程度。自耦合能力的强弱，决定了生命个体自平衡、自修复、自健康能力的强弱。它既可以像一个单细胞那样简单，也可以像一个超级国家组织那样复杂。万千生命中，人类是自组织很强的生命，从而也注定成为地球上最具有智慧的生命物种。

　　生命在系统的每一层次上重复自己，并且还会不断更新和进化。当生命系统保持高度自组织、有序的稳定状态时，其内部从头到尾，存在着连续能量信息流。这样的生命，通常也就处于一种持续健康的状态。万物有序，而无出轨，意味着高速运转的整个宇宙是健康的。

生命体——古老的"黑箱"系统

　　黑箱系统就是指那些既无法打开，又不能从外部直接观察到内部结构与状态的系统。就像我们面对一只密封的、不透明的黑箱，既没有钥匙，也无法用工具撬开或拆封的密闭箱子，我们无从得知它里面有什么东西，它的内部构造与内部运行机制是什么。

　　相对于黑箱系统，则是白箱系统，就像那些透明的玻璃箱，我们可以直接观察、清晰地了解到内部结构、状态及作用机制的系统。生命体是一个神秘难测的黑箱系统，而不是白箱系统。

　　生命系统蕴含着宇宙宏观与微观物理学的一切原理。生命内涵远远大于现在的一切科学内涵。随着生命科学研究的不断深入，人类对地球生命以及人体自身的认知也将更为全面，对生命的特征、功能以及生命的本质研究也会更为深刻。

　　尽管生物医学研究在揭示生命结构上不断深入，愈来愈细化，甚至探索到生命的基因密码，绘制出人类基因组图谱，试图将生命黑箱系统变为白箱系统，但是我们对生命的认知尤其是能量学层面的认知，依然是管中窥豹，对生命探索的道路依然遥远。面对世界和自身，我们人类永远只是一个勤奋的学生。人体生命依然是一个迷雾重重的黑箱系统，生命科学、医学研究与探索永无止境。

　　面对生命这只神秘的黑箱，我们目前的探索、发现和认知是肤浅的，是片面的，也是局部的，就像盲人摸象，不能全然洞悉生命的方方面面，也尚未探索出生命深邃的本质。然而，作为具有高度自组织的智慧生命体的人类，通过摸索黑箱系统辨识法，也在不断剥开生命的层层内核，不断认清生命复杂表象下的本质存在，并认识到生命的基本构造和初步的运行规律。

根据黑箱系统理论，系统内任何事物间都是相互联系、相互作用的，所以，即使我们不清楚黑箱的内部结构，仅仅注意到它对于能量信息刺激做出什么样的反应，注意到它的输入输出关系，就可借助对这些反应的模式和关系进行分析判断，寻找和发现其内部的运行规律，推理其相应的数学模型，构建出精确而清晰的数学公式，从而对它做出研究、判断，乃至干预。

通过研究生命黑箱系统输入与输出关系，来推断生命黑箱系统内部的结构、功能和运行机制，就像侦查破案。侦探来到一桩凶杀案现场，常常通过检验尸体的受伤情况，推断出受害者遭受到什么样的凶器伤害；从作案现场的脚印、物体残损痕迹、受害者倒下的姿势，等等，推断出打斗的场景，并且推断凶手的大致年龄、行动特征和习惯。而如今，通过凶手留下的指纹或血迹，通过生物科学技术，可以获得凶手的体格特征和相貌等重要信息。任何未知的东西，未曾看到的事物，都是有迹可循的，对于人类，这个生命黑箱系统也是如此。

当认识到人体黑箱系统的相关运行规律和特征，即使我们还没有完全摸清生命内在最细微的构造和秘密，也会通过生命应对反应模式，对某些干预治疗获得性表现，来判断我们人体系统需要什么，以及怎样让人体系统获得更良好的运行，并对我们身体的某些疾病进行施治。传承几千年的中医就是这种实践的结晶，中医可谓系统医学的经典范本。

上古时代的神农尝百草，通过尝试成百上千种植物的根、叶、茎、果实等，并根据这些植物对人体造成的不同影响，推断这些植物对人体系统具有哪些功用，并将它们分门别类取名，通过中华民族数千年的医学实践积累，形成了一个庞大的中药库，针对性地用于医治不同患者的各种病症，让每个人体系统恢复健康。

历代的中医学家并不知道人体内部的器官组织细胞结构和运行机制，也不知道这些中药的内在化学成分，但是他们却熟谙每种草药的性能、功用，面对人体与草药这两大黑箱系统，他们通过无数的临床实践，认识到人体系统的输入和输出模式，从而达到治疗人体疾病的目的。

黑箱系统理论对于中医学以及心理学，具有极为重要的理论价值，虽然古代中医学并没有"黑箱系统理论"这个概念，但是他们却在一直极熟练地运用这个理论，并代代相传，造就了博大精深的中医体系。

黑箱系统理论从宏观模糊论与混沌学的角度，为人们提供了一条认识复杂生命系统的有效途径和方法。心理学与中医学都是这么发展起来的，并为人类健康事业做出了巨大贡献。比如，心理结构冰山理论、人体经络系统、人体腧穴理论、中医脏腑学说、阴阳五行理论等，都是采用黑箱系统研究方法建立起来的宏观生命医学体系。

这些体系，对于人体生命的认知、健康的维护、临床疾病救治，都起到巨大而深远的作用。从那些已知的事物出发，根据它们的性质和对人体系统的作用方式，推断效果，医学就能达到相应的目的，实现和维护人类身体健康。因此，医学的内涵远远大于科学的内涵，所以，我们不能简单地用科学的知识来约束医学发展。

系统医学：健康或疾病——波动的能量函数

世间芸芸万物，无论是宇宙太空，还是某个星球，可见的物质，或者不可见的物质，无不是由多重结构和体系构成，即使是一个最原始、结构最简单的病毒。从原子到分子，从分子到化合物，从化合物到链性聚合物，从聚合物到细胞，再到各种复杂的组织等，无不如此。

复杂的人体生命，更是由许多不同等级、不同层次的子系统构成的。这些子系统中，有结构系统、功能系统、心理系统、能量系统等。人体功能系统又包括呼吸系统、消化系统、心血管系统、免疫系统、泌尿系统、生殖系统等，而每个功能系统又由不同的器官系统构成，每个器官系统又由不同的组织系统构成。人体每个生命子系统又都是在自主神经系统阴阳耦合动态双相调节下运行，以确保各个子系统的平衡以及整个生命系统的稳定。

大脑是人体生命各个子系统相互耦合、相互联系、相互影响、相互制约的场所，并通过"五行相生相克"，形成生命心身能整体"阴阳"动态平衡状态。

人体生命系统存在一种内在的不受外界以及大脑皮层直接控制的自主神经双相调节机制，它是一种系统负反馈调节机制，即结果控制过程的调控机制：当一种输出结果过高时，系统就会抑制这种结果输出，让其恢复到正常，当一种输出结果过低时，系统就会刺激其输出，直到恢复正常。在自主神经主导的正性与负性调节机制的双相作用下，构成生命系统的每一个变量（如血压、呼吸、心率等），每一项指标（如血糖、血脂、尿酸等），都在生命的正常区间呈现着动态的波动，从而形成一个自平衡、自稳态的开放系统。

生命系统还具有一种神奇的功能——自稳态功能。系统各个子系统、各个状态变量之间的相互联系、相互制约，维持着人体生命心身能整体动态平衡。这种平衡稳定性在于，外界输入如果引起某个状态变量发生不大的偏离，其他状态变量就会使其向正常状态恢复。这就是尽管我们每天经历大量的不良输入（如疾病风险因子）干扰，却并不会经常地罹患疾病的原因。

然而，人体生命系统的这种稳定能力是有限的，如果作用于某一个状态变量的外界干扰（致病因子与风险因子组合）过强，或持续时间过长，超过系统维持稳定平衡的能力，即各个子系统的状态变量的相互作用不足以使其恢复到正常值区间，从而引起其他变量随之产生不同程度的偏移，各个子系统的平衡被打破，人体生命系统或局部就会呈现某种非正常的状态——亚健康状态或疾病状态。

从多维生命学角度看，人体系统是一个心身能整体状态函数，是由各个部分组成的心身能数理状态空间[$f(X_01(t)$，$X_02(t)$，$X_03(t)$…

$X_0n(t))]$，是生命时间轴上生命各个部分组成的心身能数理状态时空组合。

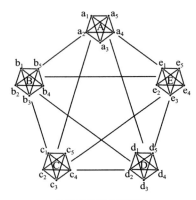

机体正常状态示意图

生命各状态变量间相互联系、相互制约，维持着生命整体动态平衡

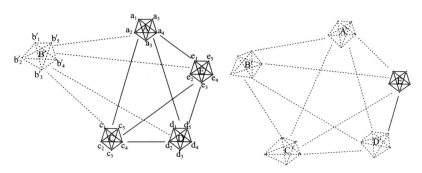

在b_2'的作用下，B偏离到B′ 　　　在B′的作用下，整个系统发生偏离的示意图

作用于某一个状态变量的外界干扰过强，会造成各状态变量相互作用，
使各子系统平衡被打破，导致亚健康状态或疾病状态

　　数理函数的本质是一种变化波动的映射关系。一个函数，通常是由常量、变量，以及某种应对法则构成的。人体心身能构成的函数，是由生命运行法则决定的，而随着"自变量"，如环境、饮食、心理情绪、作息习惯等诸多因素的变化，必然导致"因变量"——人体心身能状态——发生改变，增强或下降，从而造成人体健康状态的波动。

　　人体系统是一个随时随刻都在波动的能量函数。这个能量函数的变化，意味着我们心身能量整体状态的波动——健康、亚健康或疾病。

针对心身能状态的波动变化，我们如何来界定健康、亚健康和疾病呢？

系统医学认为，人体心身能整体状态（健康、亚健康、疾病）是由人体初态、心身能体质、自稳态能力、外界风险因子与致病因子输入共同决定的。这些因素在人体系统的自平衡调节下，不断产生各种变化，形成不同的心身能体质输出——生命个体的主观感觉（如舒畅、轻松、难受、焦虑、压抑、胸闷、心慌、气短、疼痛等），客观指标变化（如血液生化指标、脏器功能指标变化等），形态变化（比如增生、斑块、囊肿、息肉、结节、肿瘤等），根据这些不同的变化与表现，就可以推断出人体系统是否运行正常，是处于高能量级还是低能量级状态，是处于健康、亚健康，还是疾病状态。

系统医学强调生命系统的稳定性维护，防止系统过度偏移。这个偏移度可以用这样一个公式进行表示：S=[A+X]/K，其中，S=生命系统偏移度；A=系统外扰动因素；K=系统自稳态系数；X=系统内扰动因素。

生命系统总是在A和X作用下向失衡态偏移，在K的作用下向平衡态回归，过度医疗也是一类系统外扰动因素，导致S处于不断的动态波动之中。这个波动常常有一个区间范围，在正常区间波动，人体就不会生病。

当S波动超过健康区间，达到疾病阈值，就意味着各子系统之间、人体与外界环境之间的平衡被打破，各子系统的某些状态变量偏离了正常范围，生命心身能整体系统的运动偏离了正常生命程序，一个人就会罹患疾病；当波动越过正常区间，尚未超过疾病阈值，生命处于低级能量状态的亚健康区间，就会呈现出各种类型的亚健康，以及疾病高风险状态，比如经常失眠、焦虑，容易上火，记忆下降、容易感到疲惫，精神不振，等等，这些恰恰是一个人将要罹患疾病的前兆。当外界干扰因素过大，导致S出现剧烈波动，幅度远远超过疾病区间，并越过系统崩溃边界，生命系统就会出现衰竭与死亡。过劳猝死、运动猝死，以及过度医学干预引发的死亡，还有所谓的"疾病虽然治好了，但病人却死了"等现象，都属于这种情况。

按照系统论观点，生命健康促进的本质，就是通过改变对人体这个黑箱系统的不同能量信息输入，比如心理训练、均衡饮食、适量运动、充足睡眠、PEM冥想等，从而恢复生命心身能系统之间、各个子系统之间、人体与外环境之间的稳态平衡，进而恢复人体正常的生命秩序。

芥子纳须弥：生命全息系统

一花一世界，一叶一菩提

古语云："一花一世界，一叶一菩提。"每朵花中都蕴藏着大千世界，蕴藏着整个宇宙的信息和秘密；每片树叶都具有生命的灵性，蕴藏着整个宇宙的真理和法则。因此，那些智者往往通过观察大自然中一花一木的一动一静、一开一谢，通过它们任何细微的变化，便能思考和顿悟某些宇宙法则和真理。

宇宙是由浩瀚时空中一切事物构成的，宇宙真理或法则，即宇宙之道，也都蕴藏在任何一个平凡的、小小的事物之中。没有宇宙法则的存在，就没有任何物质会诞生，也就不会有消亡。换而言之，宇宙法则催生了万物的诞生、成长和演变，也注定万物的按时消亡。

这些宇宙法则或真理，同样适用于人类身上，因为每个人都属于宇宙的一分子，属于地球生命的一分子。不论怎样的物体，生命或人类，其体内都蕴含并遵循着同一个宇宙法则。这也是中国古代先贤提出的"道"与"天人合一"的思想理论基础。

从一棵树上摘下一片树叶，我们会发现那片树叶上，显示着手掌般清晰的脉络，像人类手心里的血管。树叶上那些血管一样的脉络，植物学称之为"叶脉"，它们是叶片上分布的粗细不同的维管束，分布在叶肉组织中，起着水液输导和支撑作用，使叶片能在周围的空间里伸展开来。

细心的人还会发现，叶脉的结构形状，与一棵树的粗干细枝的整体形状极其相似。这告诉我们，树叶与这棵树具有全息对应关系，属于同一个生命系统。

每一粒种子，每片树叶，以及每根树枝，都蕴藏着一棵树的秘密——全部基因信息，从而构成一棵繁茂的参天大树。一个细胞包含着一个生命的全部信息，由此得以克隆出一个相同的生命。

地球上生命万物，来源于一个共同的祖先，生存和呼吸在同一个大生态圈中，物种之间与物种内部注定会被铸造出相似的生命特征和分子化学结构，进而也就具有了某种内外相通的全息对应关系。这便是全息论的基础。

全息法是人类全面认知事物的一种方法论。任何事物的任何部分与整体都有全息对应关系，即一个事物的性质，可以从任何一个小小的部位体现出来，这也是人们可以从局部细节推断出整体性质和状态的一种有效途径与方法。

根据全息论观点，生命系统是一个各部分之间全息关联的统一整体。在生命系统整体中，各个子系统之间，各子系统与系统全息对应。在潜态信息上，子系统包含着系统的全部信息，不论这个系统所蕴藏的信息有多么复杂。在显态信息上，子系统是整体系统的缩影，不论子系统占据的体积多么细微。"芥子纳须弥"，形象地表达了这个全息理论。

简单地说，一切事物都具有时空多维全息性。同一个体的部分与整体之间，同一层次的事物之间，不同层次与系统中的事物之间，事物的开端与结果，事物发展的大过程与小过程，时间与空间，都存在着相互全息对应关系；每一部分中都包含着其他部分，同时它又被包含在其他部分之中。因此，万物之间总是息息相通，不论它们相隔多么遥远，甚至在表面上没有任何相似之处，也没有任何形式上相交的机会。

宇宙法则（道）既包含在宏大的物质中，也包含在极为渺小的事物中。从这个角度而言，宇宙间宏大的事物与微小的东西之间没有本质差异，一颗超巨星与一粒尘埃，甚至一个电子，包含并遵循着同样的宇宙法则。庄子在《齐物论》中所谓的"天地一指，万物一马"，同样也包含着这层意思。

宇宙法则包含在一个物质的任何部位，即每个事物的性质既蕴藏在整体中，也蕴藏在每个局部的细节中，从而构成了一个全息的系统。地球上的每个生命体更是如此。每个生命（动植物）、每个人的体内，都蕴含着一套独特的生命能量信息。每个人体系统、每个器官、每个细胞，甚至每个DNA生物分子，都蕴藏着同样的生命信息能量。

生命是一个全息系统，生命体内每一个具有生命功能又相对独立的局部，包括了整体的全部信息。比如人体的每一个细胞，都包含着本人所有的能量信息和生命基因密码。所以，每个细胞都具有可以发育成为一个完整生命形态的全息内涵与潜能，在一定的条件下，通过现代克隆技术，就可造出一个具有同样生命信息的全新个体生命。

生命体的任何一个部分，任何一个细胞，任何一个DNA分子，甚至基本粒子，都是一个完整的全息体，一个全息单元。因此，一个生命体是由处于不同发育阶段、具有不同特化程度的多重全息体组合而成的。所有的全息体之间息息相通，又相互关系；相互联动，又相互影响；相互制衡，又相互促进。

生命体内任何相对独立部分的生命结构或功能单位，彼此都具有一定的全息对应性，从而构成了生命系统中的高度协调的"秩序"。大脑与宏DNA网络是人体生命的全息统控场，每一个生命全息单元，在生命的整体环境和能量激发下，以及外界的环境诸多因子的影响下，进行特化发展，并相互传递和"照应"，共同构建出生命的全息整体。

全息生命：从面目到脏腑

近代英国神秘主义诗人布莱克曾写过一首流传深远的经典哲理诗：

从一粒沙子窥探世界，

从一朵野花发现天堂。

将无限握在你的掌心，

永恒在一刹那间收藏。

万物相通，万物同一，相同的秩序或法则贯通于万物，贯通于每种事物的核心，这是古代先哲早已发现的事实。这也是全息论的本质要义。

每个事物从内到外，从局部到整体，它们同样息息相通，每个部分都是一个全息体。

一块磁石，不论从哪个角度将它切分成几个小块，每块小磁石同样具有相反磁性的两极，同时也具有相反磁性的两个部分。没有任何方法可以取消磁石的这个神奇特性——内在全息秩序。

人体生命同样具有一套由内而外的严密的全息模型。中医学把人体生命重要功能分为脏和腑，即脏腑理论，又称"藏象学说"。藏，通"脏"，指藏于人体内的脏腑功能；象，是征象或形象，即人的外表和面目。内脏虽存于体内，但其生理、病理方面的变化，都从相应的外在面目和外部征象表现出来。

中医学认为，人的有机整体是以五脏六腑为核心构成的一个极为复杂的功能统一体，它以五脏为主，配合六腑，以经络作为网络，联系躯体组织器官，形成五大功能系统。这是中医学人体系统论与全息论的核心部分。

五脏，包括心、肝、脾、肺、肾，主要对应的是人体生命的五大类功能，而非器官本身。

六腑是指小肠、胆、胃、大肠、膀胱，及另外一个特殊的部位——三焦。对应的也是相应功能，而非具体器官。中医将人体的胸腔和腹腔分为上焦、中焦、下焦，统称为三焦，并称其为第六腑，是容纳五脏与五腑的人体最大"容器"。

中医全息理论认为，人体内部的五脏六腑之间，存在阴阳五行相互联系和相互制约的紧密关系；同时人体从内到外，也都存在着密切的全息对应关系。

中医学认为人体是由脏腑、经络、皮毛、肌肉、筋骨、精髓和气血津液等组成的一个整体。因而也认为五脏与五体、五官、五腑等都具有密切的联系。其全息对应关系如下：

心为神之居、血之主、脉之宗，在五行属火，心开窍于舌，在体合脉，其华在面，在志为喜，在液为汗。心与小肠相表里。

肺为魄之处、气之主，在五行属金，肺上通喉咙，在体合皮，其华在毛，开窍于鼻，在志为忧，在液为涕。肺与大肠相表里。

脾为气血生化之源、后天之本，藏意，在五行属土，开窍于口，在体合肉，主四肢，其华在唇，在志为思，在液为涎。脾与胃相表里。

肝为魂之处，血之藏、筋之宗，在五行属木，主升主动。开窍于目，在体合筋，其华在爪，在志为怒，在液为泪。肝与胆相表里。

肾为先天之本，藏志，腰为肾之腑，在五行属水，在体为骨，主骨生髓，其华在发，开窍于耳及二阴，在志为恐，在液为唾。肾与膀胱相表里。

上面经典的中医全息理论表述中，最广为人知的就是"五脏"通"五官"，即人体面貌的五官，与人体内的五脏一一对应。五脏与五官的全息对应关系为：心对应于舌，肝对应于目，脾对应于口，肺对应于鼻，肾对应于耳。

因为五脏与五体、五官之间的相互关联和全息对应，在中医看来，人体内部五脏的变化，常常反映到其对应的体表五官和五体上来。因此可以通过"察言观色"，得以判断患者哪个脏腑哪个部位出现问题或病症。

中医学又将五脏分别对应于五种不同能量状态（金、木、水、火、土），并且在中医生命系统中，这五种能量之间又时时刻刻相生相克，形成中医人体五行能量理论，中医五行还与五色、五味、五情一一对应，从而构成一套完整的人体生命五行全息系统论。五行相生相克，正是用来表述脏腑功能之间既相互滋生、相互依赖，同时又相互制约、相互转化、相互平衡的复杂联系。

五脏	心	肝	脾	肺	肾
五行	火	木	土	金	水
五官	舌	目	唇	鼻	耳
五色	赤	青	黄	白	黑
五情	喜	怒	思	悲	恐
五味	苦	酸	甘	辛	咸
五方	南	东	中	西	北

人体五脏、五官与五行等对应表

因此，中医采取"望闻问切"之法，借助四诊合参、八纲辨证等，就可以通过一个人的症状、面目、气色、舌苔，或者一只手掌所呈现出来的变化，以及脉搏变化，推断出他身体内部五脏六腑的运行情况，尽管每个传统中医医生都看不到患者当下体内脏腑的基本情况，对于中医医生而言，那是一个"黑箱"，但通过对人体外在部位全息对应点的细致观察与研判，就可以做出疾病诊断，这便是中医全息系统理论的诊疗智慧。

中医利用这种人体生命全息系统理论诊疗方法，对人体进行从外到内的观察推断，进而确定一个患者的病情，并根据天地万物五行相生相克原理，应用相应的中药（即动植物生命物质）给予治疗，最终达到预期的效果。

现代医学同样需要研究探索人体生命全息系统理论，按照生命各个系统之间具有的全息对应性原理，研究多系统交互作用机制，建立与发展一套完整的全息疾病诊疗学技术与方法。比如，通过改善呼吸道功能，进而促进消化道功能改善；通过改善消化道功能，进而改善大脑神经系统功能；通过皮肤系统经络与穴位治疗，进而对各个脏器功能产生调节作用等。总之，诸如气功与吐纳训练、中医汗吐下三法等，都可以成为生命健康促进及疾病防治的手段与方法。

"芥子纳须弥"的启示

"芥子纳须弥"，一粒针眼大小的芥子，怎么能容纳和包藏一座雄伟巍峨的山呢？从字面上看，似乎不可思议，然而在哲学意义上是完全成立的，也是被历代无数思想家所认可的。

现代医学鼻祖希波克拉底指出："在身体的最大部分中所存在的，也同样存在于最小部分中，这个最小部分本身具有一切部分，而这些部分是相互关系的，能把一切变化传给其他部分。"

宏大的事物未必复杂，渺小的事物未必简单。表面上的大与小，并不能区分出它们内在的差异和大小。从某个角度而言，小即大，大即小，事物的大小之间又互相包藏，互相容纳，互相占据，互相关联，互相影响。

这些话都说明了万物不论大小，不论宏观还是微观，可以具有同一个系统，同一个内在结构，遵循相同的宇宙法则。所以说小小的芥子，同样包含着一座须弥山所蕴藏的所有物质和能量信息。在这点上，它们之间没有区别，没有高低之分，没有伟大和渺小的区别，即使那一粒芥子落在了须弥山的某个夹缝中，表面上芥子，也属于须弥山的一部分，然而，这句箴言所包含的意义依然成立。

生命同样如此，一个细胞，一个肉眼看不到的微小DNA分子，足以包藏并操控一个生命全部信息内涵，它可以操控一头硕大的恐龙，控制一头大象、一头巨鲸。一头巨鲸、大象或恐龙的所有的生命信息，都蕴藏在体内极小的DNA分子中。

这便是全息生命的本质奥秘。

操控生命运行的DNA，存在于每个生命体每一个细胞的细胞核内，每个生命系统都遵循由内而外的全息控制。DNA蕴含着生命系统的全部能量与信息程序，这是目前生物学界的基因学认知。

系统控制类似于一种全息投影式的控制机制，一个包含特定DNA

基因信息的受精卵细胞，可以控制生成一个特定的生命个体。一个有序的社会组织，总是由以一个人为主的决策部门进行管理与控制。

每个系统普遍都具有隐秘的记忆性，它总是力图按照自己"记忆"中存在的模式，来复制和建立新的系统，首先复制出每个单元，进而复制出一个整体系统。每个生命系统都是如此，每个DNA分子，或者一个细胞，都保留和储存着生命系统的记忆，这样才能通过细胞不断分裂和增殖，不断复制和繁衍出新的生命，并让新生命系统，保留了原生命存在的印迹。这便是基因遗传中的全息系统学奥秘。

人类大脑记忆功能同样如此。通过反复观察和学习，人类从外界获得的信息，便能长久地留存在大脑的神经细胞中，成为我们每个人记忆系统的一部分。通过不断的信息积累，人类得以不断地学习和进步。

人类学习和记忆事件主要是依靠大脑1000亿个神经细胞元件来实现的。人的大脑是人体中最微妙的智能器官。从大脑的物理量来考察，一个成人的脑容量约1300毫升，脑重量约1.3千克，大脑皮层厚约为2～3毫米，总面积加起来，大约也仅有0.22平方米。

占据如此小体积与空间的大脑，究竟可以容纳多少东西？可以记住多少信息呢？

如果把人类大脑简单地比作计算机的存储设备，那么人体大脑的"内存"是惊人的。据科学家们研究发现，一个人的脑储存信息容量，是10万亿位信息量，相当于1万座藏书量达1000万册的图书馆。

人体大脑所有记忆储存，其实就在每个极小的神经细胞中。每个神经细胞，存储着大量信息，从而构成生命记忆的一个个全息体。因而，不论一个细胞，还是一个生命组织或器官，乃至整个生命体，它们从内到外，从小分子到大构件，都是相互对应的全息体。

任何宇宙系统都是一个哲学循环系统，在"小即大、大即小"的内外统一中无限循环，在"阴即阳、阳即阴"的阴阳交叠中无限往复，并在不断的动态平衡中，时刻保持着动态发展演化特性。

奇点与宇宙就是一个无穷小与无穷大的循环，从而构成宇宙的诞生、扩张，以及宇宙的毁灭。宇宙的每一次诞生与毁灭，构成宇宙无限循环的生灭周期，即古印度哲学中所谓的"劫"。

印度古老的婆罗门教认为，宇宙世界注定经历无数劫，其中的一种说法认为，宇宙的一劫不过大梵天的一个白昼，即相当于人间四十三亿二千万年。一劫结束，再次重新创造世界，如此往复，进入无限的宇宙轮回。每一大劫中包含若干中劫，每一中劫包含若干小劫。

宇宙的每一小劫中都蕴含着每个大劫的所有历史变迁的信息，它们不断地轮回而已。

任何宇宙系统都有生存周期，任何系统都有"头"有"序"，意味着它拥有一个开端，同时也拥有自己的内在秩序和结局。

系统的"头"来源于系统整体，主导系统整体的运行，又受制于整体系统。这个"头"本身，就是系统整体在"头"的整体反映，因而完全认识一个系统的"头"或任何一个片段，就可以窥一斑而见全豹。系统的"序"，是一个系统的核心"结构"，是支撑一个系统得以存在的前提，也是系统运行和内在调节实现自组织化的必备条件。

我们每个人的正常生死，都不过是人体生命系统生存周期的体现。生与死，以及生命内在的微观运行和外在的宏观活动，都是生命系统的内在之"序"所决定的。

"在身体的最大部分中所存在的，也同样存在于最小的部分中，这个最小部分本身具有一切部分，而这些部分是相互关系的，能把一切变化传递给其他部分。"根据这个观点，人格可以与细胞反应模式全息对应，个体外在宏观行为特征与内在免疫细胞行为特征，具有一定密切的对应性。

因此，通过人格修炼来改善免疫细胞行为，通过PEM冥想来实现与DNA沟通对话，进而调整DNA表观行为，最终达到人体健康促进、疾病防治目标。

系统医学HRRH疗法

我们已知，每个生命体都是一个全息黑箱系统，基于这样的生命认知，未来医学自然需要发展系统医学，建立相应的系统医学疗法。

系统医学健康重构与重组健康（HRRH，Health Reorganized and Recombined Health）疗法便是当下一种新型疗法理念。系统医学认为，生命是一个由各个子自主神经系统（ANS：Autonomic Nervous System）自耦合组成的巨大心理自主神经系统（PANS：Psycho-Autonomic Nervous System），通过自主神经系统和心理自耦合重构与重建，可以实现生命健康的重建。

生命心理自主系统中交感与迷走神经元自耦合，可以形成正负双相调控机制，具有结果控制过程的自平衡能力，从而维持和协调机体内环境稳定与细胞行为的正常运行。

在ANS系统调控下，生命各个子系统都具有自平衡与自修复力。由于这些子系统之间具有全息对应性，一个子系统的调节可以产生对其他子系统的调节作用。这就是所谓的生命多系统交互作用。生命心理自主系统总是在内外界健康风险因子的干扰下，持续处于"失衡——再平衡——再失衡——再平衡"的动态循环中。

当健康风险因子持续存在并达到一定阈值，超过心理自主神经系统的自平衡能力，生命系统功能就会出现各种异常的偏离状态。这种异常功能状态一旦持续存在，就形成系统失衡稳态，首先表现为中医体质的变化，人体就会产生亚健康状态，久而久之，就会引发慢病。

HRRH系统医学疗法，就是应用中医汗吐下方法，打破、打乱生命子系统功能失衡稳态，产生震荡效应，再通过心理学技术、中医阴阳平衡技术、运动医学技术以及睡眠医学技术等，激活生命系统再平衡与自修复的内在自然力量，使生命ANS在震荡紊乱后的修复过程中，再平衡到健康稳态，形成逆转效应，达到生命复健的效果。

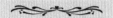

第四章

多维生命：超越四维时空的生命"内涵"

生命是多维的，医学也应该是多维的

现代物理学认为，宇宙是不低于十一维的存在，从宇宙孕育出的遵循宇宙规律的生命自然是不低于十一维度的存在。人类生命是结构、功能、心理、能量等多维构象体。

　　生命是多维的，医学也应该是多维的，没有临床生物医学不行，但只有一维临床生物医学更不行。未来医学应该是临床生物医学、中医学、心理学、能量学、自主医学、系统医学等多维医学相互融合的一种全新医学体系。

宏观与微观的多维宇宙

从"莫比乌斯环"到宇宙时空

许多人肯定见过这样一个神奇现象：有一个纸环，如果我们将它从任何部位剪断，就成为一个具有正反两个面的长方形；如果将其拧转180度，然后首尾相接，这就是著名的只有一个单面的莫比乌斯环，但它却不在一个平稳的空间里！

这个扭曲的纸环，给我们展示了现实中一个非常特殊的空间现象。表面上它具有无比复杂的多个面，然而这种奇特的空间构造，突破了一个事物的正面与背面的界限，实际上它只有一个面，却能无限绵延下去，构成了一个封闭的无限循环变化的空间面。

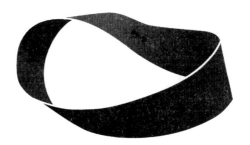

正爬行在只有一个面的莫比乌斯环上的蚂蚁

当这个神奇的单面空间从中间被拦腰剪断，就会出现正背双面空间。不过，莫比乌斯纸带还有一个更神奇的现象。如果用剪刀沿着纸带的中央纵向把它剪开。纸带不仅没有成为两个独立的莫比乌斯带，反而出现了两个环套环的双侧曲面，两者紧密相连，形成交织的状态。如此不断剪下去，就会出现更多复杂的套环曲面。

对于莫比乌斯环的空间维度，众说纷纭。有些学者认为，莫比乌斯环是有着两个旋转维度的四维空间。那么，毫无边际、如今仍然在无限膨胀的宇宙是几维的？我们周围的世界是几维的？我们人类的生命体又是几维的？

在普通人的眼中和认识中，我们生存的宇宙，我们这个世界应属于三维立体空间，加上一维线性时间，构成了我们得以生存的四维时空。这似乎是人们公认的时空维度。作为人体生命，同样不过是三维的，比挂在墙上的那幅照片中的二维人像，只是多了一维罢了。

三维立体世界或四维时空，我们每个人都容易理解。世界上每个东西具有长、宽、高，即使是一张极薄的宣纸，也是立体的；偌大的地球，同样也是三维的。

然而，随着现代物理学的不断深入研究，直至著名的弦理论出现，证明构成物质的最小单位，不再是占据空间单独一点的粒子，而是振动的弦，或者称之为"能量弦"。能量弦是多维的，所有的宇宙物质，大至星际银河，小至电子、质子、夸克一类的基本粒子，都是由各种振动的"能量弦"造成的。这些能量弦的不同振动和运动，就产生出各种不同的基本粒子，以及不同疏密度和大小不同的能量场，它们互相交织而又互相作用、影响。

从爱因斯坦的广义相对论中，我们得知，时间和空间都是可以弯曲的，甚至有无数个"虫洞"，它们增加了更多维的时空，甚至我们可以在某个点上，与过去的自己相遇。这在现实上是不可思议的，但从理论上却完全成立。

有一个流传广泛的理论实验：

有一对孪生兄弟，他们10岁的时候，哥哥乘上一艘宇宙飞船，以接近光速的飞行速度，进行一场太空旅行。弟弟则留在了地球，过着平凡的日常生活。当弟弟在地球上生活了20年后的某天，哥哥从太空旅行回到地球，兄弟两人都非常惊讶，因为哥哥看起来似乎还是个孩子，而弟弟却已经是长着胡子的中年人了。

这便是在宇宙中不同速度和运动下出现的离奇时空交错现象。这个理论就是"双生子佯谬"，这个理论证明了宇宙中的时间膨胀现象。

这也是中国古人所说的"天上三天，地上一年"的说法，在现代宇宙物理学的验证下，不无科学依据。尽管在现实生活中这是有悖常识的，但却在宇宙无限深奥的时空中却真实存在。

在不同引力场的作用下，会导致时空变形，甚至物体的大小、长短、距离在光速的状态下会统统消失。因此，在不同的引力场下，会出现各种不同维度的时空。换而言之，我们日常的三维空间和一维时间，只不过是多维宇宙时空在光速限制之下一个稳定的特殊状态而已。

如果将一条蜿蜒的河流，看作一个微观整体物，那么它是几维的呢？谁也不能确定，一条河流曲曲折折，不同的河段，宽宽窄窄，深深浅浅，急急缓缓，而且不时在某些断崖处形成一条条大大小小的瀑布，跌入深潭，然后又继续向前流淌。如果将它看作一根运动着的东西来观察，它是三维的吗？它至少是四维的，因为它随着时间而流动。然而河流在不同的空间和地势会随形改变，成为万千变化的形态。可以说，每一条河流，就是地球上一个无限多维的事物。

这只是一个明显的可以观察出的现实事例而已，其他许多事物比如生命体，它具有万千状态，也具有万千状态维度，只是许多时候，我们很少觉察而已。

无穷无尽的宇宙时空、各种物质形态和地球上的各种生命体，具有复杂的多维性。物理学中的多维理论和事物（包括生命）的多维性，也为现代医学研究提供了新的理论方向。

从多维生命角度回望临床生物医学，我们就会看到生物医学的低次维性、不全面性与局限性。

一粒"夸克"也是多维的

宇宙中所有不同形态的物质，将它们细剖到一定的物理深度，它们都是由不同的原子（元素）形成的；如果再继续深入到量子物理的层面，归结到物质的最小的单位——弦子。从根本上来说，世间万物无不是由基本粒子构成，即由弦子构成的夸克、轻子、传播子等通过各种强弱力量的结合，形成物质构成元素的基本"零件"——质子、中子、电子等，以及传递电磁作用力的光子、胶子、介子……

夸克是一种参与强相互作用的基本粒子，也是构成物质的基本单元。若干个夸克通过上下、左右等不同的"排座"互相结合，形成复合粒子，我们称之为"强子"。化学元素中构成原子最常见的是质子和中子，这两种粒子分别由三个夸克复合而来，夸克是构成所有元素原子核的核心单元。

这些基本粒子，作为组成宇宙万物的基础，比起原子、分子，基本粒子要小得多，目前我们所发明的最高倍的电子显微镜也几乎不能观察到。通常，质子、中子的大小，只有原子的十万分之一。而轻子和夸克的尺寸更小，甚至不到质子、中子的万分之一，可见基本粒子的体积多么微小。

基本粒子都具有相同的特征：波粒二象性和量子特征。即它们既具有电磁波的性质特点，也有物质粒子的性质特点。两种表面上水火不容的矛盾性质，共同出现在这些基本粒子身上，这在可见的宏观物体身上，则是完全不可能的神奇现象。

宇宙中或地球上一切存在物，不论是非生命物质还是一切生命体，从根本上说，它们同样是由基本粒子构成的。不同的物质和生命体，只是在一定层面的内部构象中，出现了不同的功能差异和结构形态。

构成矿物质的基本粒子，也是构成生命体的基本单位。基本粒子是多维的，构成生命的基本粒子同样也是多维的，就像阳光一样，它们具有波粒二象性和量子学特征，遵循着测不准原理。

除了多维构象的基本粒子之外，构成生命的分子构象也具有多维性。分子不同构象、不同维度，会导致不同的功能。

比如，同样的碳原子，内部分子不同的链接方式，既可以生成通身漆黑的松软石墨，也可以产生晶莹透亮的坚硬钻石。完全相同的原子，仅仅是不同几何空间结构组合，竟能形成两种迥然不同的物质，而两者的性质简直天壤之别。

结构决定性质和功能。同样的生命大分子，不同的内部构象，必然产生不同的功能状态。相比矿物质的分子，生命分子的构象更为复杂，既有多分子组成的聚合体，又有单链或双链的双螺旋结构等，比如蛋白质、DNA等，比一般化学分子几何空间结构具有更多维度构象。

超多维的分子形态结构，被视为生命体的标志之一。复杂多维的生物分子结构，以及复杂的生物分子的组合方式，造成生命分子的多功能和多态性，并使生命体内的细胞具有了形形色色的能量信息流动，以及功能和行为特征，由此缔造出地球大自然中万千形态和不同生活习性的动植物，以及更具智慧和意识能力的人类生命。

从生命的多维到"多维医学"

生命的基质：多维性的水分子

生命源自海洋。地球上几乎所有的生命都离不开水。一粒种子，只有遇见水才会发芽，生命体的生存和活动，几乎都要依靠水的参与。所以，几乎所有生命体内，除了各种蛋白质、脂肪、糖类及各种化学元素，大部分成分都是由水组成的。

从表面上看，我们的周身是由皮肉、筋骨、血液等构成，直觉中，仅仅骨头的成分似乎就要占人体的三分之一。然而，事实并非如此。据科学家统计，人身体的70%，竟然是由水组成的。听起来这有些不可思议。但这个数字客观真实，许多时候，我们的直觉并不可靠。

水，或者说水分子，是构成人身体最普遍的基质。那么我们的生命的某些特性，也就与水分子的结构与功能息息相关。

了解基础化学的人都知道，水分子具有多维构象体，在不同的人体组织中参与不同的生命活动，因而也就具有不同的生命学效应。

水是神奇的。它可以形成飘浮在高空中一团团棉花糖般的云朵，可以凝结成草叶上的露珠，可以成为绵绵不绝的江河湖海，还可以弥漫成低空和山谷中的雾岚，也可以成为透明坚硬的冰块，也可以成为洁白的正六角形雪花……

这些种种不同的外在形态，意味着水分子内部构成的多样性。那些水分子千变万化的组合，构成了一滴水、一片雪、一块冰内在构象上的多维性、多态性，进而才形成地球上如此丰富多样的水质形态。

俗话说："水无常形。"水没有任何外在固定的形态，它随势变形。在宇宙中，与其他物体相比，水具有非常神奇的形态，它悬浮在空中，流淌在大地中，渗透在土壤与岩缝间，运行在人体内和血管中，也穿梭在每个生命细胞里。

水，以变化多端的形态，存在于宇宙与大地的每个空间，每个角落，每个缝隙里——这些皆源于水分子不同的多维构象。

水分子之间具有不同的链接方式，从而形成不同内部构象的分子团。在氢原子与氧原子数量为 2：1 的比例基础上，形成体积大小不同、分子数量不同的各种水分子团，每个水分子团内部又呈现出不同的分子组合构象。因此，也构成不同的水、云、雾、露、冰、雪等不同的外在形态和存在方式。

上善若水，水是生命化学反应与一切代谢活动的介质。没有水的存在，一切生命活动无以存在。

我们喝水，饮用各种酒水，以及五花八门的饮料，我们每天的各种食物也含有水分。

我们的皮肤、肌肉、血液，我们身体的每一个细胞，都有水存在的身影。它们存在于我们身体的每个角落，包括看似坚硬的骨骼，甚至角质蛋白构成的毛发。

身体不同部位的水分含量也不同，大脑组织中的水分占80%，血液中的水分则高达90%，骨骼中也有15%的水分。水的不同构象对生命功能具有不同效应。

水不仅可以出现在地球上任何一个角落，它同时穿梭于世间一切生命之间，在天地之间，在生物体内，形成一种大循环。水可以进入任何一个空间，通过毫无定形的水，它成为每个空间的一个入口。任何生命分子离开了水，都不再具有生命功能。水的分子构象，对生命分子功能具有重要价值。

水无定形，却又能凝结和变成各种形态，水分子间的多维组合，似乎意味着水分子具有更多能态。

水是构成我们每个人体生命力的源泉。我们的人体，通过水分吸收来自外界的各种营养成分，并通过体液和血液，将营养物质运输到各个器官和组织，以及在不同功能细胞之间相互传递。只有人体内有足量的水在流动着，没有淤塞，我们的生命才会正常延续。

不论是流淌在人体内的水，还是生命构成的元素、生命分子等，它们都具有复杂多维度特性。

人体作为多维宇宙中一种多维生命体，也许还有更多未知的维度和没有被发掘的秘密，需要科学不断探索和发现，才能逐渐认识人类生命更多的信息与特性。

多维的人体生命：中医学的预见

2018年《纽约时报》曾刊登过两张照片，一张是老鼠的大脑细胞，一张是宇宙星系图。一张呈现早期宇宙中星系互连关系，一张呈现大脑神经元互连关系，我们几乎无法分辨两张图之间的不同。可以说，大脑细胞与整个宇宙星系拥有相似的结构。

甚至有科学家提出，人脑就是一座微型宇宙，而宇宙则相当于一个巨型大脑。2012年《自然》杂志曾发表了一篇研究论文，试图证明宇宙的成长过程和结构与大脑细胞的生成过程和结构几乎一模一样。大脑的复杂结构和宇宙结构存在着惊人的相似。

种种迹象和研究证明，从整个人体生命来看，生命体的宏观维度不仅仅是我们眼中的三维立体结构，而是具有更多维度的能量结构体。这些生命维度，不论是从结构维度、功能维度、心理维度还是能量维度等，都具有复杂多样的特点。

空间维度是任何一个物质最基本的维度，它意味物体或生命体所占据的体积，占据的空间大小。同样，微小的生命分子也具有长、宽、高三维空间构象。然而令人惋惜的是，目前生物医学还远远没有研究到分子的三维构象功能学层次，更别说能量学层次。因而对于生命的认知，现代生物医学具有相当的局限性与片面性。没有完整的认知，就很难有准确的解决方案。这也是生物医学难以治愈慢病的根本原因所在。

时间维度意味着生命的孕育、成长以及衰老，都遵循一定的时间周期。同时每个生命体内隐藏着一定的生物钟，影响生物大分子的多维构象与功能变化，调节生命的运行与节律。

构成生命的DNA以及分子的构象和功能状态，同样会随着生物钟按时调节而变化。因此，在不同的时段和季节，生命活动就会随之出现不同的特征和状态。

生命体不仅是能量的有形状态，还是能量的承载体，生命能量流动与能量传递需要物质载体。生命能量有物质形态的能量，也有流动传递的能量，比如，脑细胞的动作电位、体细胞的膜电位等。能量更是多维的，任何一种生命现象、生命活动都有自己的能量分级分层结构与维度。多维的能量维度是人体生命的另一个极其重要的维度，尚待医学深入探索与研究。

人有五味、五音、五色、五感等诸多的感觉功能，它们构成了人与外界事物的能量沟通与互动方式，并产生不同的生命学效应。这些能量维度又分为高能态和低能态，正态能量与负态能量，因此，同一个生命体，一天之内会存在睡眠与觉醒、兴奋与消沉等不同的能量状态；在不同的环境和季节中，由于能量的作用，则存在着冬眠与苏醒等能量状态，这些都呈现了生命的多重能量维度。

人体生命的复杂与神奇，还在于人变化多端的心理。心理维度是人体生命在遭遇和接收到外界不同的信息后，本能地出现不同的心理映射。所有的环境变化都会对生命形成一种无形的应激与压力，不同的只是应激与压力大小的不同。很小的应激压力下，生命会感到轻松愉悦，身心舒畅；遇到强大的应激压力，生命则会焦虑、抑郁，甚至痛苦。

在不同的生存环境下，一个人的心理会表现为抑郁、焦虑、幸福、快乐、痛苦等不同的心理状态。这些心理状态与基本粒子能量构象息息相关。从生命微观层面看，基本粒子能量构象在生命的幸福状态时，会呈现舒展状态，而在生命的痛苦状态时则呈现出卷缩状态。同样，一些生命分子构象也表现出相应变化。

优美的音乐可以让基本粒子能量构象从卷缩状态向舒展状态改变，噪声则恰恰相反。改善良好的心理维度，就会改善构成生命的基本粒子能量乃至生命分子构象，进而影响我们身体健康。

人有七情六欲，情绪是心理瞬时改变的即兴产物，常常伴随情绪激素分子云的缘起缘灭。日常生活中，外界事物随时刺激我们的感官，对我们心身造成影响，最常见的有七种情绪，即喜、怒、悲、忧、思、恐、惊。人是情绪动物，无不处在不同情绪状态之中，正如遇见美好的事物，我们会身心愉悦；遇到丑陋的东西，我们则感到不舒服。

情感是针对外界事物的爱怜憎恶等一类心理反应。对于他人，每个人的情感向度是不同的。对于陌生的路人，我们最多就是漠然，但对于认识的人或交往的人，往往具有一定的情感色彩——爱、喜欢、不喜欢、厌恶、恨以及同情、怜悯等不同的情感状态。因此，人体生命，也就具有了如此多的情感维度。

万物有阴阳，动植物分雌雄，人体生命同样具有男性、女性两种性别，从而造就了两种不同的生理功能与形态特征，以及人世间男女情爱与性爱。当然，现实还有一些"假女子""假小子"，他们在性别维度上，通常是模糊的；甚至还有一些变性人，他们的性别维度常常是扭曲的，或者说会在身心上出现悖反现象。因此，人体的性别维度也是复杂的。

这些不同维度组合，它们交织于同一个人体，形成一个完整的多维生命体。

不同的人，外在五官与形体具有极大的相似性，然而，内在心智结构却具有万千层级，内心的变化似乎更是无穷无尽；而且每个维度都具有其复杂的性质与状态，因此想要全面完整地认识一个人是需要一定智慧的。

目前，生物医学研究最多的是三维空间中的一维生命分子，尚未探索到高维度宏观生命的全部。生物医学思想主导医疗体系已有两个世纪，不断从宏观向微观深入，然而殊不知，当我们距离一维的分子越近，就会距离多维的心身能整体的人越远。

心理学研究的是人的认知、情绪、意志、行为，以及意识活动的高维度生命宏观现象，更多涉及的是生命能量学本质。

中医学则站在生命心身能整体观的高度，包罗所有生命维度，并将生命视为"黑箱系统"进行宏观与表观研究、实践，以五行相生相克、阴阳平衡的系统学原理，借助大自然中的其他生命体——植物（根、茎、叶、花、梗等），动物以及非生命矿物质，炮制出不同特性的药物，形成不同的分子构象，药物配伍又以五行原理进行相互补充和优化，达到一定的能量平衡，从而消除人体的各种病症、顽疾或隐患，提升人体的整体健康水平。

中医学经过数千年的时间检验，经久不衰，历久弥新，在人类步入慢病时代的今天，越发显示出博大精深，必将走出国门，造福全人类。

生命是多维的，医学也应是多维的

生命是一个多维的心身能整体系统，然而，目前的任何科学、任何医学都如同盲人摸象，无法独自诠释生命的真谛，其对生命的认知和观点都不全面，甚至存在一定的偏颇和谬误。

西方"医学之父"希波克拉底曾说过："对于一个医生而言，了解一个患者，比了解一个患者得什么病重要。"因此，不同体系的医学需要多维度整合，它们只有整合起来，才能最大限度接近生命的本质，才能更好地为人类健康服务。

不过，并非所有的医学体系都能被整合成一体，成为新医学体系。在临床医疗实践中，现有的医学体系需要具备四个前提条件，才能达到被整合的要求。

首先，该医学体系需要具有独立成熟的理论体系；其次，该医学体系需要具有独立成熟的评估与诊断方法；第三，该医学体系需要具有独立成熟的干预与治疗体系；第四，该医学体系需要经过长期临床实践证明是有效的。

目前，具备以上条件的医学体系有：西医（临床生物医学）、心理学与中医学。

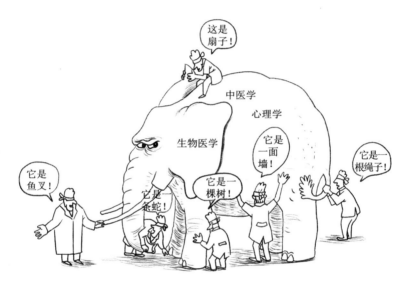

各个医学都像盲人摸象，只有整合起来才能最大限度接近生命的本质

西医代表现代医学，是现代科学的产物，借助各种新式科技，通过对人体生物结构的剖析和认知，比如，生化检验和病理检查，以及医学仪器的使用等，进而对人体疾病实施一定的诊疗，并取得了显而易见的成效。然而，西医存在着"只见树木、不见森林""头痛医头、脚痛医脚"的片面救治模式，不能从心身能整体系统的角度认知人体生命现象，从而在消除人体某种具体疾病和症状的同时，又在人体中埋下了诸多隐患，以及产生了越来越明显的后遗症，并助推了慢病高发现象。

在慢病日益盛行的今天，防控慢病，没有临床生物医学不行，但只有临床生物医学更不行。多维医学体系整合下的新医学体系发展势在必行。

人的生命是不低于十一维的多维宇宙系统，临床生物医学只在三维空间研究一维生命现象，没有研究高维次宏观生命现象，比如心理现象、能量现象、系统现象等，因而导致其对生命系统认知不完整、不全面，有些虽然看似"科学"，但不一定符合生命"医学"。而传统中医学与现代心理学，则站在更高维度研究生命宏观现象，有些在表面上看似"不科学"，但其实更符合生命医学的终极理念。

只有将这三大医学体系充分整合，相互补充、取长补短、优势互补，形成一种3D医学体系，才能体现生命多维性与心身能整体性，才能更好地诠释生命本质，才能更深刻理解疾病发生发展的全过程，才能最大限度体现医学宗旨与目标，才能建立起全过程、全方位、全生命周期的医疗与健康服务。

第五章

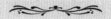

细胞：神奇的"生命工厂"

细胞是心身转化之所、生命大厦之基

细胞作为生命基本的构成单元，是人体心身能转化的场所。每个细胞都具备发展成个体生命的全息潜能，是生命的无意识领地。

　　细胞内部就像一座"生命工厂"，时刻"制造"和拆解生命体所需要的物质和能量。它是外界声、色、嗅、味、触等能量信息与心理能量信息有形化和物质化编构的场所，也是构建疾病或化解疾病的场所。

生命细胞的内在秘密

生命体的基本构成单元与全息原型

1665年，英国皇家科学学会的罗伯特·胡克在他的实验室里，低着脑袋，用自制的光学显微镜来观察一小片软木——软木来自一只酒瓶的软木塞的薄切片。经过显微镜放大后，他惊讶地发现这个小木片内部分布着一格一格的非常明显的小空间，像一间间小房子那样排列着，它便以英文单词cell（原意即为"房子"）来命名它。他将这个概念，定义为构成植物最小的基本单位。这个词后来在生物界得到广泛认可，传到东方后，中文翻译为"细胞"。

罗伯特观察到的软木细胞其实早已死亡，他看到的只是残存的植物细胞壁，而不是活的生命细胞，尽管如此，他依然被公认为生物学界发现细胞的首位元勋。10年后，真正发现活细胞的，则是另一位荷兰生物学家列文虎克。

1674年，列文虎克凭借自己制作的一种能放大物体影像200倍的镜片，观察到了血液中游动的红细胞，成为第一个发现生物活细胞的人。几年后，他又史无前例地在显微镜下观察到了精子的存在。

到19世纪30年代，来自德国的两位研究者——植物学家施莱登和动物学家施旺，他们根据对植物和动物组织的大量观察提出，一切动植物生命体都由细胞组成；每个细胞都是相对独立的单位，它既有自己的生命，又与其他细胞一起共同组成整体生命。

这个概念和定义是成熟和准确的。它第一次明确道出了细胞是生命有机体结构的基本单位，是生命活动的基本单元，从而建立了最早的细胞学说。细胞学说的提出影响深远，也为生物科学的发展奠定了坚实的基础。它与达尔文的生物进化论、罗伯特·迈尔提出的能量守恒定律，被并列为19世纪自然科学的三大发现。

随着生物学的不断发展，以及高分辨率电子显微镜的研制和普及，人们已经能认识到生物细胞更为精细的结构和组成，并且逐步了解细胞内各种构成"组件"不同的功能，进一步从微观领域更深刻地认识到生命体的运作方式。

如果从地球生物演化史更深的纵向视角来看，生存在大地、海洋、森林或天空中的每一个鲜活的生命，地球上任何生命形态，无论是植物还是动物，都起源于38亿年前海洋中出现的一个单细胞生命体露卡。它被认为是地球上的万千生命的共同祖先。

不同的生命形态，皆由不同时空数量与分化特性的细胞构成，生命在细胞层面具有同源性。不同的细胞以及细胞合成的不同的生命结构分子，形成了地球上万千生命形态。

细胞是宇宙能量持续编构和组织化发展的一种必然结果，尽管它的出现似乎很偶然。38亿年前，DNA分子与有机分子体系演变生成一种高超的自我复制系统，第一种单细胞生命露卡在海洋中出现，开启了地球生命发展演化与进化的历程，形成囊括整个地球表层（从数千米的大气层到山川陆地和深海区域）的生物链和食物链大生态系统，直到出现人类。

所有的生命都是细胞生命。地球上的每个生命体，都是由细胞构成的，几乎不存在脱离细胞的生命体。即使是病毒——地球上最小最特殊的生物活动，它没有完整的细胞结构，所以必须借助于其他细胞环境，才能复制得以存活、延续与进化发展。

病毒之外，支原体、细菌等绝大部分微生物，以及原生生物，这些低级生命体大多是由一个细胞构成的，它们统称为单细胞生物。所有的高等植物和高等动物，则是由数以亿万计的细胞构成的，它们属于多细胞生物。

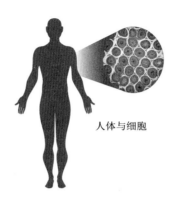

人体与细胞

一个成年人的身体约由$4 \times 10^{13} \sim 6 \times 10^{13}$个细胞组成

据测算, 一个成年人的身体约由$4 \times 10^{13} \sim 6 \times 10^{13}$个细胞组成, 存在200多个不同的细胞种类, 这些细胞在体积大小和视觉造型上, 都呈现着迥然相异的形态。而中枢神经系统则有1000亿个神经细胞 (也称 "神经元"), 仅巴掌大的大脑皮层中就有约140亿个, 人体小小的鼻腔有490万个嗅觉细胞……这些天文数字细胞的统合运行, 意味着每个人体是一个多么复杂的系统。

一个成人体中大多数细胞的大小是接近的, 直径为几十微米。体积最大的细胞为成熟的卵细胞, 直径200微米左右, 即约0.2毫米; 最小的则是血小板, 直径仅为2微米。它们在形态上更是千差万别, 白细胞呈球形, 红细胞呈圆饼形, 血小板呈不规则形, 肌肉细胞是长条形, 神经细胞是细长的带着突触的星形, 作为生殖细胞的卵子呈较大的圆球形, 而精子则瘦小并有着长长的尾巴等, 不一而别。不同的形态意味着这些细胞内在结构的差异, 不同造型的细胞也决定着其在生命中所起的功能和职责各有千秋。

人类身体每个部位都布满着这些极为微小的细胞, 几乎不存在没有细胞分布的空间。这些细胞则构成生命不同的组织、不同器官。

当然, 蚂蚁和大象的细胞数量、构造和细胞功能肯定存在着巨大的差别。不同种类的生命体内部, 它们的细胞数量和时空构象是不同的，低等生物与高等生物，尤其是动物和植物在细胞的内部构造上也存在着巨大的差异。

生命体中所有这些细胞每天都在宏观生命能量信息控制下默默地运作着，各司其职，并为生命体的活动生产提供相应的营养物质和能量。我们的大脑意识感受不到它的存在与工作过程，它是在自主神经系统与DNA系统控制下自主运行的，复杂、严密、有序。同时，通过心理与自主神经系统的耦合机制，这些细胞行为又会间接受到心理活动与情绪的影响。

就是说，我们不能决定心脏的跳动与不跳动，但通过心理与情绪活动，可以影响心脏跳动的频率；我们改变不了细胞的生命基线活动，但我们可以影响细胞的表观行为，而恰恰是这些细胞表观行为决定了个体生命的健康与不健康。因此，心理是影响人体健康与否的一个重要窗口，一条重要路径。而医学对这方面的研究尚不深入，心理治疗方法用于治疗临床慢病的实践还不广泛，普适化的心理治疗技术与路径尚待研究与发展。

细胞是每个生命的全息原型，细胞既是多细胞生命体内在结构和功能的最基本单位，又是一个独立、多维度、全息性生命个体。在一定的生态环境下，每个细胞都具备发展成为个体生命的全息内涵与潜能，可以编构成为体现其DNA能量信息和生命蓝图所预定的完整生命体。

细胞内部的那些"精密元件"

这个世界充满着多重系统，每个层级都是一个复杂而神奇的宇宙系统，大到浩瀚的宇宙时空，小到每个独立的人或生命体，再小到一个细胞，以及每一个DNA分子，它们无不是一个浩瀚的宇宙系统。每一层宇宙系统的复杂程度都超乎我们的想象。

细胞是一个神奇的多维度的"微观宇宙"系统，从某种意义而言，相比所有死寂的无生命物质，细胞完全可看作是独立的生命个体，它具有复杂多变的特性与自己的知情意行。每个宇宙系统内部，都有一套相对完整的结构，以及内在的运行法则，细胞自然也不例外。

不同种类生命体的细胞结构是不同的，一般而言，低等生命体的细胞结构相对比较简单，高等生命的细胞结构则比较复杂。在地球的进化史中，越是高级的生命，其生命构造和细胞结构越复杂。

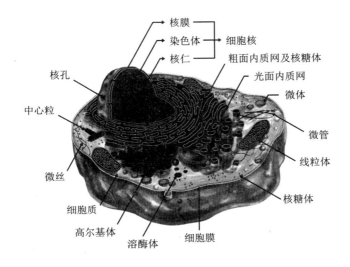

细胞结构示意图

根据地球生命细胞的结构复杂程度，可以分为两种：简单的原核细胞和复杂完整的真核细胞。

海洋中的一些低级和原始的生命体，如细菌和蓝藻（也称"蓝绿菌"），这些微生物，属于原核细胞生命。与结构完整的真核细胞相比，原核细胞内没有成形的细胞核，也没有核仁，因为进化地位较低，只有拟核，没有染色体，DNA不与蛋白质结合。细胞器的种类也比较简单，只有核糖体，外加一个细胞膜，没有细胞壁，细胞体积较小。这些简单的细胞结构，决定了细菌和蓝藻这些原始低级生物的生命活动是简单的，其个体生命周期也非常短暂。

除细菌和蓝藻外，所有的植物细胞和动物细胞都属于真核细胞，这些由真核细胞构成的生物，从细胞结构层面及特征而言，统称为真核生物。

除了植物和动物，还有一种特殊的、细胞结构比较简单的真核生物，生物学家称之为"原生生物"。它们大部分属于单细胞生命体，全都生活在水中，是地球上最简单的真核生物，包括藻类、原生动物类、原生菌类。

它们没有高等动植物复杂的细胞结构，但原生生物的细胞却比原核细胞体积更大，更复杂；它具有成形的细胞核，以及有膜的细胞器。不过，有些原生生物可以利用光合作用制造食物。因此它们在细胞形态、结构和生活史上属于变异最大的一个生物种类。

高等植物和高等动物的细胞结构是完整的，也是成熟的。但它们的生命形态和活动方式却迥然相异。那么，植物与动物的细胞结构有什么差异呢？这需要我们借助现代高能电子显微镜才能一窥究竟。

植物细胞一般非常小，在高等植物中，细胞的直径大约为10~100微米，植物细胞的形态也多种多样，常见的为圆形、椭圆形、多面体、圆柱状和纺锤状。通过大量生物解剖和电子显微镜观察，人们已经充分了解了植物细胞的内部构造。

植物细胞通常由细胞壁和原生质体两大部分组成。植物细胞最外层，紧贴着细胞膜的是一层坚韧的保护膜，即"细胞壁"。细胞壁具有保护原生质体、维持细胞一定形状的作用。高等植物细胞之间有许多细胞质丝通过细胞壁，形成胞间联系，使相邻细胞原生质体连成统一的整体，在细胞间起着运输物质与传递信息的作用。

细胞壁内包裹的物质，则是细胞的原生质体。原生质体是细胞壁内一切物质的总称，主要由细胞质和细胞核组成，在细胞质中还有若干不同的细胞器，此外还有细胞液等。

典型的动物细胞普遍没有细胞壁，最外层只有一层薄薄的细胞膜，这也是植物与动物细胞的一个明显区别。

原生质是植物细胞中有生命的部分，视觉上，它呈现为一种比较稀的"八宝粥"样，里面包含一个近乎球形的细胞核、无定形半透明状的细胞基质（也称细胞胞浆）、主要为胶状的透明质（也称透明液），还有悬浮在细胞液中的一些看起来奇形怪状的细胞器。生物学家根据它们的功能和形态，分别取名为：线粒体、质体、内质网、高尔基体、液泡、溶酶体、圆球体、核糖核蛋白体等。

其中，线粒体的地位和作用尤为突出，它通常被两层膜包裹着，直径约在0.5微米到10微米，它在细胞中的核心职责就是制造能量，是细胞得以进行有氧呼吸的主要场所，因而被生物学家们称为"power house"，中文意为"能量屋"。

透明液与悬浮其间的这些细胞器，合称为细胞质，它们经常处于运动的状态。细胞质的外表有一层质膜，称为细胞膜。细胞膜就像是个具有许多细密网孔的"筛子"，它具有选择透性，可有选择性地控制细胞内外物质交换，接受各种外界信号，进而调节细胞生命活动等。活细胞的细胞膜有膜电位存在，膜电位的生成与变化是细胞一切代谢活动的能量前提条件。没有细胞膜电位，就没有细胞的一切活动与细胞行为。

在这些悬浮态的细胞器中，质体是植物特有的细胞器，分为白色体、叶绿体和有色体三种。叶绿体中含有特殊的叶绿素、叶黄素和胡萝卜素等，其中叶绿素可使植物细胞进行光合作用，吸收天地精华、阳光与水，转化成生命营养和能量，这是植物细胞区别于动物细胞的一个重要特征，也是植物与动物在生存方式和营养摄取方式之间存在的巨大差异。植物通过光合作用，为地球生态系统提供大量的糖基能量。

细胞中最核心、最关键的部分，就是通常近乎卵球形的细胞核。细胞核也有自己的内部结构，它包括核膜、核仁、染色质（也称染色体）和核基质四个部分，其中染色体具有极为重要的功能，它们构成DNA分子的"栖木"，DNA分子中储存着这个生命体的基因"密码"。因此，在一个生物细胞内，细胞核在传递遗传性状和控制细胞代谢中起着至关重要的作用。

不论是植物还是动物，细胞都是构成生命体必不可少的最基本的
"元件"。每个生物细胞既相对独立，拥有自己的生命，又相互联
系，与相邻或不相邻的其他所有细胞共同组成一个协调统一的整体生
命，为生命的机体活动、代谢和分裂繁殖等，做出相应的贡献。

细胞分裂：生命体的编构"手段"

一颗直径仅有5毫米左右的杉树种子，通过吸收天地间的阳光雨
露，不断分裂增殖，可以成长为百米高的参天大树，成为目前世界上
最大的一种植物，也是体积最大的多细胞生命体。

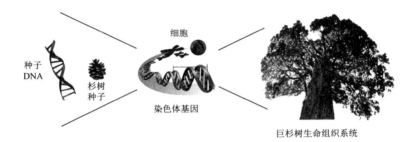

生命的构建
细胞增殖分化与生命物质合成

一个直径为5毫米左右杉树种子，可以成长为百米以上的参天杉树，
成为目前世界上最大的多细胞生命体

一个直径2毫米左右的人类受精卵，通过持续增殖和功能分化，可
以编构出一个由40万亿至60万亿个细胞构成的心身能整体的人。

无论是植物还是动物，所有多细胞生命体的构建，都是从一个单
细胞（受精卵）或孤雌生殖细胞，通过指数分裂增长开始的。当细
胞分裂和增殖达到一定程度后，最初的胚胎生命和细胞就会开启预
定的分化分型发展路线，呈现一种新的时空增长模式，演化为不同
功能、不同形态的组织和器官，最终"组装"成为一个全新的生命
形态。

每个微小的细胞，都蕴藏着一个生命体数理空间全息信息。细胞通过细胞结构和功能分化来完成生命整体功能。细胞膜是细胞生命的边界与主要的行为运动系统，也是细胞与细胞之间进行信息能量交换和沟通的重要通道。

细胞核中存在可分裂的染色质（分裂时称为染色体），染色体上的DNA分子，则是每个细胞生命的"大脑"，也是每个生命体核心能量信息和生命控制的生发站。

DNA是细胞最核心最关键的"元件"，细胞是DNA分子存在和发挥作用的场所。

细胞是DNA存续、保持不同活性状态、实现能量信息编构、完成能量信息形态转化的场所，DNA反过来赋予细胞以不同的状态、形态与各种功能。细胞是DNA之"龛"、DNA之"道场"。

生命体每一个细胞都具有指数分裂和自我复制的无限潜能。生命体在细胞不断分裂、自我复制和分化中，得以成长和壮大，从体积较小的幼体渐渐成长为体积较大的成熟个体。

没有细胞的分裂和功能分化，生命就不可能成长为既复杂又完整统一的生命体。

根据内在的分裂方式和分裂周期，生物细胞分裂主要分为有丝分裂、无丝分裂和减数分裂三种方式。

有丝分裂是最常见的一种细胞分裂方式，即细胞在分裂的过程中会有纺锤体和染色体的出现，使已经复制好的子染色体被平均分配到子细胞，这种分裂方式主要为高等动植物所具有。

不过，动物细胞和植物细胞的有丝分裂过程略有不同。在分裂前期，植物细胞是从细胞核两极发出纺锤丝形成纺锤体，而动物细胞则是从两组中心粒发出星射线形成纺锤体。到了分裂后期，植物细胞的细胞板向四周扩展形成细胞壁，将细胞分割成两个细胞；而动物细胞则是细胞膜从中央向内凹陷，细胞缢裂成两个细胞。

无丝分裂也称"直接分裂"，整个分裂过程比较简单，细胞分裂

期间，核内没有出现纺锤体、染色体等一系列复杂的变化。无丝分裂
有多种形式，最常见的是横缝，即细胞核先延长，然后在中间缢缩、
变细，最后断裂成两个子核。

无丝分裂主要发生在各种真核生物细胞中，尤其是在低等植物中
普遍存在，在高等植物中也比较常见。

无丝分裂与有丝分裂相比，过程简单，所以耗能较少，且速度较
快，但由于不是经过染色体严格的平均分配，致使细胞核中物质不能
很好地平均分配到子核中，从而会影响遗传的稳定性，因而也被认为
是一种不正常的细胞分裂方式。

减数分裂，与生殖细胞生成有关，一般不发生在体细胞中。减数
分裂的全过程包括两次连续的分裂，结果形成4个子细胞，每个子细
胞核内染色体数目，变成母细胞染色体数目的一半，因此称为减数分
裂。正因为分裂后染色体减半，雌性生殖细胞和雄性生殖细胞重新结
合后，才会成为具有正常数目染色体的受精卵。

细胞分裂与分化是细胞生命的本质特征与自然力量，是DNA本自
具足的能量信息运行的细胞表观行为呈现。而这一切都有相应的细胞
电活动参与其中，没有细胞电活动，这一切都无从进行。

克隆的实现：细胞自我复制和生命"拷贝"

1996年7月5日，英国爱丁堡罗斯林研究所里，一位名叫伊恩·威
尔穆特的博士领导的一个科研小组，通过提取一只母绵羊的细胞，成
功地克隆并培育出一只小母羊。小羊与它的"母亲"一模一样，名字
叫"多莉"（Dolly）。

它是世界上第一头克隆绵羊，即用成熟的母羊体细胞核（乳腺细
胞）通过核移植技术克隆出的羊。当这只全球第一次健康克隆动物出
生的消息一经公开，立即轰动了全世界。

因为是克隆培育，因此多莉没有父亲，但有三个母亲，一个是提
供DNA（基因）的芬兰多塞特白面绵羊，另一个提供卵子的苏格兰黑

脸羊，还有一个是负责代孕的苏格兰黑脸羊。

大致过程是，先从一只羊的身体中提取出一个已经分化的成熟的乳腺细胞的细胞核，然后移植到另一只羊的被摘除了细胞核的卵子细胞中发育，最后通过第三只体格健康的母羊代孕，最终成功孕育出一只健康小羊。这项实验证明了一个事实：一个哺乳动物特异性分化的细胞核，可以再成就一个完整的生命体。而后，全球各国的生物实验室内，相继成功诞生出了其他各种各样的克隆动物。

这些动物克隆实验充分证明，生命体内每个细胞内都蕴含着发展成为一个个体生命的全息DNA内涵。

正因为细胞核内DNA这个生物大分子，以及它所蕴含的生命全息信息，每个生命细胞也就具备了克隆生命的"特异潜能"，其中潜藏着宇宙能量运行之道。

自我复制作为细胞的本质特征，主要表现为细胞的指数分裂性和分化分型性，细胞根据数理时空信息进行分裂增殖和差异分化发展，在细胞不断的分裂和分化下，最终使得每个个体生命可以成为完整的、复杂的、形态不同的多细胞生命体。

分裂增殖与指数增长是细胞的本质特征之一，体现了DNA宇宙能量信息持续编构、细胞生命持续复制的内在动力与自然力量，蕴藏着深邃的宇宙能量学内涵。

多细胞生命的每一个细胞都来源于受精卵的分裂与分化，因此都拥有相同的DNA蓝图。所以，每个细胞都具有独立演化为生命个体的全息潜能，这也是当今生物学家通过采取某个个体生物身上的一个细胞DNA，就可以克隆孕育出一个完整而活生生的生物个体的本质所在。

细胞自我复制与指数分裂的过程，是一系列复杂的生化反应过程，也是一个物质与能量持续转化的过程。

由于每种体细胞的表观基因不同、细胞膜表观地图不同，每个细胞最终只能执行其指定的（分化的）功能。同一组织内同类细胞的功能可能大致相似，但不同组织和器官内的细胞功能则往往差异很大，比如，血管里的白细胞、T细胞和巨噬细胞等由于其"分工职能"不同，其在结构和功能上常常大相径庭。

细胞常常表现出不同的"行为模式"，可以称之为"细胞格"。每个细胞能从其周围环境中接收不同信息，做出不同反应。比如，一些平时处于严重免疫紊乱的个体生命，在遇到感染事件时，免疫细胞出现过激反应，容易诱发"免疫风暴""炎症风暴"反应，导致严重生命伤害甚至死亡。

细胞外层的细胞膜上含有糖类和蛋白质共同构成的一类糖蛋白，被称为"糖被"，它在细胞相互沟通与相互作用中起着重要功能。正常情况下，当细胞增殖到一定的密集程度，即细胞与其他细胞相互接触、挨在一起的时候，细胞膜中的糖蛋白就会识别这种状态信息，并将信号发送给DNA调控中心，DNA调控中心就会做出反应，通过编构调控分子，下达指令，会使细胞停止复制和增殖，这个过程不受大脑控制，而是细胞膜—DNA系统的无意识自主反馈控制，生物学家将这种细胞行为现象称为"细胞分裂接触抑制"。

所有细胞必然从生成走向死亡，有自己的寿命，有自己的生存周期。不同细胞的寿命不同，细胞存活到自己的寿数就会自动按程序死亡，我们称之为"凋亡"。这时，旁边细胞就会增殖分裂出一个相同细胞，来填补这个空缺。一旦空缺被填补，周围细胞就会因接触抑制机制停止分裂，从而保证局部组织结构与功能完整和正常。

不同的细胞，其凋亡与更新速度不同。胃黏膜细胞每72小时更新一次，皮肤细胞28天左右更新一次，红细胞120天更新一次，肝脏细胞180天更换一次，而骨细胞更新需要7年……在大约一年内，人类身体98%的细胞都会被更新一次。这意味着每过一次生日，我们身体的98%都不再是原来的自己了，而几乎是全部换过新零件的"更新产品"了。

生命体在不断的新陈代谢中实现自我更新，而生命自我更新的方式就是通过一个个细胞"元件"的推陈出新实现的。因此，几乎所有的细胞都会"报废"，都有它的存活期限，但由于细胞有不断自我复制的能力，新的再生细胞就会成为上一个原细胞的"替身"，因而，整个生命体始终是完整无缺的。

细胞分裂接触抑制是个体生命成熟分化细胞正常行为的一种表现，也是生命体自我修复的关键机制。不过在生命发展过程中，在各种疾病风险因素的影响下，也会有一些细胞出现增殖行为异常的情况。

比如，细胞增生过度或细胞再生不良，都是分化细胞分裂增殖的异常现象，我们在健康体检中发现越来越多的肺结节、甲状腺结节、乳腺增生、肠息肉等，都是这些情况的具体表现。

恶性肿瘤即细胞恶性增生，是生命分化细胞出现的一种无限增殖状态，本质上是细胞分裂增殖的一种失控现象，一种细胞增殖接触抑制机制的完全丧失，以最终伤害生命为代价，以毁灭生命为结局。

可见，在细胞增殖调控的内在机制中，有"善"的一面，也有"恶"的一面。从细胞分裂增殖不良，导致组织萎缩；到有限增殖过度导致组织增生，局部形成结节、包块等；再到细胞无限增殖，最终发展为恶性肿瘤。细胞增殖行为从竞争到"焦躁"，再到"癫狂"，肿瘤细胞完全脱离了生命的有序调控，发展成为抢夺生命资源、伤害生命、最终毁灭个体生命的一个独立、极具魔性、无限与无序自克隆的生命体。

如何让这种"独立自主"的无限与无序自克隆的细胞恶性增殖行为，重新统合在生命意志的调控之下，重新恢复接触抑制调控机制，是未来肿瘤学研究及人类抗肿瘤实践的终极目标。

窥探生命分子"工厂"

微型的生命分子"工厂"

世间所有的多细胞生命体，万千生物，都靠体内数以亿万计的细胞精密分工合作，不断生产和合成生命体所需要的结构分子、营养物质和所需能量，时刻感受来自外界环境各种刺激，并及时做出相应的应激与适应反应。

首先，细胞是合成各种生命分子的场所。生物界不同物种之间通过细胞的分子合成，形成了一个复杂的相互依存的"生物分子工厂"。细菌可以合成用于疾病治疗的药用分子，我们的肠道菌群无时无刻不在合成人体所需分子；植物细胞可以生产大量糖苷类分子，从而成为人类药食同源的巨大宝库；动物细胞可以生产大量蛋白质分子，也是人类重要的食物来源与药物来源。

一株植物（中药）合成的分子网络构象，通过干扰和改善人类偏颇的分子网络构象，从而产生人体功能调节作用，这就是中药的价值体现和内在药理原理。

从大生态圈视角看，整个生物界细胞的功能作用是千差万别的，所合成的生物分子也是千差万别的。不管是草履虫、葡萄球菌、大肠杆菌，还是竹子、梧桐、芥菜、牡丹，抑或是青蛙、蝴蝶、蚂蚁、大象，它们生命外在形态的差异就体现了它们细胞的个性化差异，但最终都会合成出各自不同的生命大分子。因这些不同的生命大分子都具有一定的同祖同源性，其中自然有些是可以用来治疗人类疾病或为人类服务的，因此从这个大生态圈生物中提取分子物质研发药物具有广阔的前景。

生物界每个细胞都是一座自动化的"生命分子工厂"。尽管这座工厂非常微小，小得需要我们借助显微镜放大千万倍，才能看见其大致的轮廓结构和内部的"车间"。然而，细胞这个工厂里那些车间"机器"纷繁复杂巧妙的运转体系，要比全球最高级、最复杂的那些高科技工厂，有过之而无不及。

在这个富有各种资源的微型生化工厂里，细胞源源不断地汲取原料，从事着各项神奇的生命分工与生产活动。它既能生产出自身生命所必需的种种产品和原料——不同"型号"和功能的蛋白酶、核糖分子、核酸分子等，并在需要的时候还会复制和增殖它自己的个体，完成自我新陈代谢与自我更新。

每个细胞，它们在我们完全不知情的情况下，默默无闻地不断合成自己生命以及整体生命所需要的各种生命分子；不同的细胞可以合成不同的生命分子。这些分子有些是结构分子，有些是功能分子；有些是激素，有些是情绪分子，有些是能量分子；有些是生命正性作用分子，有些是负性作用分子，有些是"善"分子，有些是"恶"分子。它们构成生命复杂分子网络系统，维护生命动态平衡与健康状态。

如果把世间所有这些不同生命形态的所有细胞组合起来，就构成了地球上庞大无比的"生态分子工厂"。它无所不能，无所不产，只是大部分分子我们还无从发现，无从确认而已。由于同源同族，它们尽管千差万别，却始终有着千丝万缕的关系，在形态结构上可以互相吸收与转化，在能量上可以互相影响与传递。因此，整个生物圈内就形成了一系列复杂而严密的相生相克的食物链与药物链。

所谓猛兽吃小禽，动物吃植物，而人类属于杂食动物，动物和植物都会成为我们餐桌上的食物。细菌则几乎以所有的生命体为食，成为所有生物的终极分解场。从中医学角度来看，所有处在食物链中的万千细胞生命，天然地构成了一个药食同源的大生态分子网络系统及中药分子数据库，成为绵延千年的中医所赖以生存和发展的药方源泉。

所谓食物和中药，其实没有绝对严格的界限，在本质上其实是相同的，它们都是生命体需要的生物分子。所谓中药，不过是另一种对人体（或某个动物）具有特殊功能、能调整改变机体功能状态的"食物"。所谓食物，则是一种可以提供人体基础营养与能量补充的"药"，一种广义概念上的药。

需要强调的是，每种中药所含的一些生物分子或化学成分，可以补充生命体内某种缺失的分子，或调节生命细胞的某种异常或紊乱，或者阻拦与抑制某些特定细菌的自我复制和繁殖，或者促进免疫细胞吞噬分解入侵的致病微生物，等等，进而抑制或消除那些不利于生命活动的症状，最终有效地治疗导致生命体异常状况的某种疾病。

细胞器：细胞各"车间"的运转与协作

人体中细胞种类、形态和功能尽管各不相同，但作为高等动物，其细胞构造大体是一样的：外层的细胞膜，"八宝粥"状的细胞质，以及另外一个秘密核心——细胞核。

拥有网状空隙的细胞膜对细胞起着一定的保护作用，相当于工厂的一道"围墙"；细胞质为各种细胞器提供最佳的活动场所，相当于一个不断运转的"生产车间"，细胞核则是"首脑机关"，相当于高层管理者的"办公室"。这些细胞的各个部门互相默契地配合协作，在这里秘密地制造着各种生命物质和能源，行使着各自的生命职能。

细胞膜是一层将细胞与外界隔开的半透明薄膜，大多是由脂类构成的磷脂双分子层，富有弹性，它的整体厚度约为8纳米。细胞膜并非一道密实的"围墙"，细胞膜具有许多网状空隙，相当于围墙上设置的许多"门窗"，针对不同的外来营养物质与分子，它会有甄别性和选择性地开闭。

细胞膜上还有离子通道，它是生成并维持细胞膜电位与保证细胞电活动的核心部件。细胞的一切行为活动都离不开电活动的启动和参与。细胞膜电位与电活动是细胞之所以为活细胞的基本标志，否则就是没有功能的死细胞。

细胞膜通过胞饮、吞噬或胞吐来吸收、消化和外排细胞膜内外的物质，并成为防止细胞外物质自由进入细胞的"安检口"。它既是外来营养物质的"入口"和代谢废物的"出口"，也是细胞内外物质交换的"窗口"。

此外，细胞膜上有些分子，在细胞识别、信号传递等方面发挥着重要的作用，成为细胞之间信息相互交流的门户。

细胞膜这道构造特殊的智能化"围墙"的存在，保证了细胞内环境的相对稳定，从而使工厂内各"车间"的生产和生化反应能够有序地进行。

通过细胞膜的"安检"，我们就进入了细胞工厂的内部环境——细胞质。它是细胞生命活动的主要场所。细胞质是细胞膜包围的除核区外的一切半透明胶状的颗粒状物质的总称，是由细胞质基质（透明液或细胞胞浆），内膜系统（由膜包被的细胞器），细胞骨架系统（由微管、微丝及中间纤维构成的蛋白纤维网架体系）和包涵物（如糖原颗粒、脂滴、黑素颗粒等其他物质或残余物）组成。

细胞质的所有物质，从成分上来看，其中含水量大约80%，差不多就像是那些厂房内外的空地面积。其余主要是核糖体、贮藏物、多种酶类和中间代谢物、各种营养物和大分子的单体等，还有类囊体、羧酶体等，它们在生产过程，在参与一系列复杂的生化反应中起着重要的作用。

不同的细胞器就相当于一个个具有不同形状和生产功能的"车间"，比如围绕着细胞核呈层状分布的内质网、内质网外侧的高尔基体，小囊状的溶酶体，呈带壳花生形状的线粒体，等等。这些"车间"同时运转，在这个微妙的水环境中默契地互相协作。没有水环境，细胞的一切活动也无从进行。

内质网是由具有三层结构所形成的囊状、泡状和管状结构，并形成一个连续的网膜系统。它是生产合成一些生物大分子（核酸除外）

的重要"基地",这些车间的主要职能便是合成蛋白质、脂类(如甘油三酯)和糖类等。部分内质网表面附着大量核糖体,另外一些滑面内质网还具有特殊的解毒功能,如肝细胞中的滑面内质网中含有一些酶,可以清除代谢产生的一些废物和有害物质。

高尔基体是由光面膜组成的圆形扁平囊叠加构成的细胞器。1898年意大利细胞学家卡米洛·高尔基在神经细胞中,发现了这个特殊的细胞器,故名高尔基体。一个高尔基体常具有5~8个囊,囊内有液状内含物。一个细胞内的全部高尔基体,总称为高尔基器。

高尔基体主要的职责是接收在内质网上合成的蛋白质,同时还要将糖链连接到蛋白质上,并将这些蛋白质按照要运往的目的地,给予精确的分类。

溶酶体呈小囊状结构,形态多样,内含许多水解酶,是分解蛋白质、核酸、多糖等生物大分子的细胞器。主要负责分解从外界进入细胞内的物质,也可消化细胞自身局部的细胞质或细胞器,当细胞衰老时,其溶酶体破裂,释放出水解酶,消化整个细胞,促使细胞最终死亡和消解。

所有的高等动物及人类,通过摄入食物,通过胃液的搅拌和消化,以及在消化酶等作用下被层层分解,最终生命营养物质通过小肠吸收后,随着血液循环运送到全身各处的细胞中,最后细胞又是怎样将这些营养物质转化成可供生命运作的能量呢?负责能量转化这个"车间",就是线粒体。

线粒体作为细胞进行有氧呼吸的主要场所,也是生命活动所需能量的"加工基地"。除了少数鞭毛虫及某些微孢子虫外,大多数真核细胞或多或少都拥有线粒体。线粒体呈现出大小不一的球状、棒状或细丝状颗粒,在一个细胞内的数量非常多。不过由于大多数体积极小,需用特殊的染色才能辨别出来。

进入细胞的葡萄糖,先是在细胞质基质中被一些蛋白酶转化为丙酮酸,然后被运送到线粒体基质中。丙酮酸是所有生物细胞糖代谢及体内多种物质相互转化的中间体。丙酮酸在线粒体基质中进行一系列化学反应，被分解为二氧化碳、氢离子和电子。丙酮酸中稳定的化学能，转化成了ATP（三磷酸腺苷）中活跃的化学能。

人类及动物通过呼吸，将二氧化碳排出体外，线粒体将吸入的氧气与分解产生的氢离子合成为水分子。

现在研究发现，人的线粒体内还有线粒体DNA，同样扮演着重要的生命功能。比如，参与细胞分化、细胞信息传递和细胞凋亡等过程，同时还具有调控细胞生长和细胞周期的能力，进而控制细胞分裂和自我复制的进程，以及整个生命体成长和衰老的速度和周期。一个人的成长发育和衰老程度，都离不开线粒体在细胞内的暗中运作。

上面所述细胞质内这些细胞器，在所有的真核生物中，大致都是相同的。不过在植物细胞中，还有细胞壁和叶绿体。细胞壁对细胞形态具有塑造和支撑作用，叶绿体则是进行光合作用的场所，是植物细胞制造能量的"车间"，吸收二氧化碳，在光子作用下，与水合成糖类，排出氧气，正好与动物的细胞吸收氧气、排出二氧化碳，形成生态循环。

细胞核：细胞内的核心"办公室"

穿过细胞膜，在电子显微镜的视野下，参观完了细胞这座微型"生命分子工厂"里一个个轰隆隆运转的"车间"后，还有一个地方需要参观了解，它就是细胞核心管理"办公室"——细胞核。

一座细胞"工厂"的正常运转，最终是受谁的控制？最终接受谁的命令？这个"首脑机构"就是细胞核。细胞核作为一个细胞的控制中心，在细胞的代谢、生长、分化中起着重要作用。

从形状上看，细胞核是一种近乎球形或卵圆形的封闭式膜状胞器，它是真核细胞内最大、最重要的细胞结构，是细胞遗传、代谢与细胞行为的调控中心。细胞核的体积大小因不同的生物种类有明显的差异，通常高等动物细胞核的直径为5～10微米；高等植物细胞核稍大些，直径为5～20微米；低等植物细胞核较小，直径一般为1～4微米。尽管不同物种的细胞核大小不同，但其内部构造大致是相同的。

首先，就像那些社区家庭安装的双层防盗门，每个细胞核的表面包覆着安全的双层膜，每层膜的厚度约为8纳米。它们是由脂类构成的磷脂双分子层。核膜上分布着一个个细微的核孔，成为各种分子通行于细胞核的出入口，或者说是细胞核"办公室"的"门窗"。

进入核膜，我们可以看到，细胞核内分设三个部门"办公室"——染色质、核仁、核体。染色质是细胞核里最关键的"办公室"，呈线性复合结构，它承载着生命体的遗传物质分子——DNA。

核仁通常为单一或多个匀质的球形小体，是真核细胞间期核中最显著的结构。核体是在染色质之间那些游离小颗粒物质的统称，它们通常呈现为高度动态化的状态，在功能上起着一些辅助性作用。

除这三个"办公室"外，其余的部分则称作核基质，包括核液与核骨架两部分。核液含水、离子和酶等成分。核骨架是由多种蛋白质形成的三维纤维网架，并与核膜核纤层相连，对细胞核的结构起到一定的支持作用。

那么，处在细胞"中央"地位的细胞核，究竟承担着怎样的职能？

首先，细胞核与细胞内的物质交换和运输，需要通过核膜这层"关卡"，核孔则作为这些物质的出入口。核膜上的核孔可让小分子与离子自由通透，而诸如蛋白质之类较大的分子，则需要载体蛋白的帮助才能通过。核运输是细胞中最重要的功能之一，如遗传物质的出入与保存等，都要借助核孔进行输送。

染色质是由DNA、组蛋白、非组蛋白及少量RNA等生物分子组成的，其中尤以携带生命遗传信息的DNA至关重要。可以说，染色质是生命体遗传物质DNA的载体和平台。

一方面，细胞中的核心生命分子需要通过DNA为模板来合成，所有细胞都是利用这些合成的生命分子来维系生命活动的；另一方面，DNA还可以跟多种蛋白质分子（如组织蛋白等）复合形成染色质，从而作为DNA分子的栖息地。

那么，DNA是怎样合成细胞内各种蛋白质"原料"呢？

合成蛋白质，通常需要三道工序。第一道工序为转录阶段，DNA在细胞核内，按照碱基互补配对原则，与基因选择性表达等需要，以DNA的一条链为模板，从而转录出一种单链结构的核糖核酸分子，即RNA。

第二道工序为翻译阶段，信使RNA和转运RNA分别穿过核孔，来到细胞质中的核糖体上，根据DNA序列所表达的信息，结合不同的氨基酸分子，进而通过脱水缩合的方式，形成各种不同的肽链。

第三道工序为加工阶段，肽链被运输到细胞质中的高尔基体、内质网等这些"车间"里进行精心加工，通过糖基化、折叠、反转、螺旋等加工方式，最后形成具有一定空间结构、生物活性和各种功能的生物大分子——蛋白质。

染色体是DNA分子盘绕在一种叫"组蛋白"的蛋白质上形成的。DNA在这些组蛋白上盘绕1.75圈后，构成一个核小体；之后开始盘绕另一些组蛋白1.75圈，如此不断持续下去。4个核小体为一个单位，以螺旋状的空间结构，凝缩成约30纳米粗的纤维状螺线管。螺线管进一步高度螺旋化，成为仅有0.4微米的超螺旋体。超螺旋体最后再次折叠，就形成了我们在光学显微镜下可见的染色体。

DNA是细胞合成各种生命蛋白质的"设计蓝图"。而整个细胞核的作用，便是维持这些基因的完整，并借由调节基因表达来影响细胞的一切活动。

成人每个体细胞的细胞核内，含有46条染色体，由于这些染色体成对存在，即为23对染色体。其中44条（22对）是常染色体，另外2条是性染色体。不同于体细胞，在生殖细胞——精子或卵子里，其染色体数量减半，为23条。

精子细胞内有X和Y两种染色质，通常为22条常染色体+X或Y。女性卵细胞内没有Y染色质，通常为22条常染色体+X。当精子和卵子结合成新的生命——受精卵时，又恢复到46条染色体。

对于每个新生命而言，其遗传信息一半来自父亲，一半来自母亲。染色体上的DNA通过自我复制，从而指使细胞不断复制和不断增殖，最终推动着生命体的不断发育和成长。

转基因工程：合成生物的细胞工厂

日常生活中，我们每天的餐桌上都少不了各种豆类食品——黄豆、绿豆、红豆、扁豆、芸豆、豇豆等，还有各种食品——花生、大米、玉米、小麦……这些常见的东西，无一不是植物的种子，即植物生命的受精卵。

据粗略统计，人类的食物种类有一半以上是来自各种不同生命形态的受精卵，如各种植物的种子、各种禽鸟的蛋类等。这些食物的营养成分最终进入人体细胞中，供给我们以能量和养分，并成为人体的一部分。

所谓的"食物"，本质上不过是不同生命分子间的转化而已。我们不论吃的五谷杂粮，还是山珍海味，大致都是从一种生命分子形态，通过不同生命消化器官分解消化为生命所需的营养元素，最终转换为另一种生命分子形态。

各种生命细胞被描述为"生命分子工厂"，并非一个简单的比喻。在生物科技日新月异发展的今天，一些生物学家已经开始利用生物细胞——在这个特殊的微观生命环境里，通过改造基因来生产一些食品、基因工程药物，甚至具有特殊功能的化工材料等。这些高科技转基因工程试验与实践，已经逐渐在全球开展。

从物质形态和功能来看，作为单细胞真菌的酵母和止痛药原本毫无关联。然而，酵母目前已成为转基因实验中常用的真核生物受体细胞。美国斯坦福大学的某个研究机构，就通过修饰酵母的基因组，并以糖为原料，制造出了一种新型强效止痛药——氢可酮，将一个个酵母细胞改造成了一座座成本低廉的合成止痛药的"自动化工厂"。

再比如，早已在全球各国普及的转基因食品——转基因大豆、转基因玉米、转基因植物油，等等，这些来自细胞工厂的新型食物有不少已经进入了我们人类的餐桌。它们是通过提取特定生物染色体中DNA特定目标基因（或者人工合成指定序列的DNA片段），将其再转入特定生物细胞中，与其本身的基因组进行重组，经过数代的人工选育，从而获得新型生物品种和个体。尽管转基因食物饱受争议，但这项技术对于人类的生产和文明影响是深远的。

有些国家科研机构与服装公司合作，通过编程一些蛛丝DNA，重组到细菌DNA组中，让细菌细胞生产出"蛛丝"，然后再用这些蛛丝制作出了一系列轻便的新型服装。

这些令人兴奋的重大壮举，仅仅是当下转基因工程诸多"细胞工厂"实验创新的个例而已。还有些雄心勃勃的生物学家，试图利用基因工程技术，将细胞转变成为工厂，生产一些自然生物所无法合成的新型物质。

随着生物科技的不断推进，越来越多的不同生命细胞将会逐渐被改造为一个个微型生物工厂，用来生产人类所需要各种食品、材料和新型日用品，在若干个世纪后，整个人类社会文明也许会出现一个空前的新纪元。

细胞：生命心身转化之所

细胞：生命心身"转化室"

细胞是将生命无形能量信息转化成有形生物分子物质的神奇场所。人体细胞时刻处于大脑—自主神经—内分泌轴制造的云系统微环境影响之下，抑或言之，在各种心理、情绪制造的微环境之中，生成不同的DNA反应模式与细胞行为模式，比如抑郁模式、焦虑模式、退变模式、激惹模式、炎症模式、增生模式等，面对各种健康风险因素，细胞就会产生不同的反应；多种健康风险因素长期交互作用，必然会引起生命机体的一系列异常变化。

大脑是一个意识生成场，大脑神经细胞动作电位的生成以及不同的矩阵组合形成不同意识；意识是一种能量现象，具有不同的生命学效应。所谓"一念惊扰四方神煞"，即在我们一念起动之间，往往会引起我们体内无数细胞行为的变化。

一个人开心的时刻，大脑神经细胞会将其开心脑电动作电位信号转化成分子分泌：多巴胺、5-羟色胺、催产素与内啡肽等，由此引起生命系统状态的快乐与兴奋；当一个人恐惧的时候，大脑神经电信号会导致细胞分泌恐惧肽、肾上腺素、去甲肾上腺素等化学激素物质，就会引起生命状态的紧张和焦虑，导致心率增快，血压升高……

大脑心理活动，发端于脑电信号，脑电信号经由自主神经系统传导到细胞膜，借由细胞膜信使通道，传达到细胞核，DNA接收信息，确定开合基因程序，开始转录，合成生命分子，产生细胞功能学改变或形态学改变，从而实现了心理能量信息从无形到有形转变，完成生命心身转化过程，这也就是人们常说的"相由心生"，即"心生则一切法生"。

健康的心理状态与积极的情绪会产生良好的细胞相态与细胞行为，生命就会处于健康状态；消极的心理状态与消极的情绪，自然会产生消极的细胞相态，细胞就会处于不良代谢状态，出现不良细胞行为，最终引发健康问题。

生命体每一个细胞都处于生命整体的情绪海洋之中，喜怒哀乐悲思忧恐惊，生命每一个细胞的行为模式都会受到生命整体情绪的影响。

青春期的少男少女，遇到心动的异性会大量分泌荷尔蒙；有些人经历某些意外或突发事件，内心骤然紧张、恐惧或惊恐等，身体就会分泌出一系列包括一种叫作"肾上腺素"的化学物质，导致其呼吸加快、心跳与血液流动加速……心理变化必然引起生理变化，所有这些看似很明显的宏观生命现象，恰恰却都是从最隐秘的细胞这个"微观世界"中引发的。

细胞自身就是一个生命系统，DNA是细胞的"大脑"。它"坐镇"在每个细胞中，指挥着一切细胞生命行为。DNA感知来自内外界的各种能量信息，通过基因开合，进而转化为细胞分子表达与细胞行为学的变化，最终影响到生命器官组织的运行状态。

一个起心动念，好的或不好的，就会引发大脑神经细胞动作电位的"电闪雷鸣"，经由自主神经轴突，传导到靶细胞，透过DNA开合，实现相应的分子表达，产生相应的生理功能，甚至是形态学的改变。

细胞既是生命一切能量信息形态编构的场所，也是透过DNA实现心身转化的场所。DNA分子的复杂多维构象，构成了一个具有"知、情、意、行"的微观能量信息运行模式，控制着细胞生命心身转化的平稳运行。

细胞"炮制"生命，也"炮制"疾病

如前所述，我们每一个人，都来源于一个受精卵，受精卵一分二、二分四、四分八，指数增长，形成囊胚，开始分化，遵循新的分化增殖模式，逐渐成形，来到这个世界，这个过程主要是由DNA控制，DNA透过受精卵细胞指数增殖与分化，塑造与"炮制"了我们健康的生命个体。

我们闻之色变的恶性肿瘤，它来源于我们生命体中的一个成熟细胞的增殖行为变异，这个细胞拥有塑造我们生命与最初始那个受精卵同样的基因序列与生命蓝图，但是这个细胞行为发生了巨大变化，它不再服从于我们生命整体的调控，离经叛道，开启无限增殖，开始了以毁灭个体生命为最终结果的无限恶性增殖，它抢夺生命资源、侵占生命领地、耗竭生命能量，最终导致生命死亡。DNA透过肿瘤细胞的恶性增殖，毁灭了生命。DNA内蕴藏着"善与恶"的双重内涵。

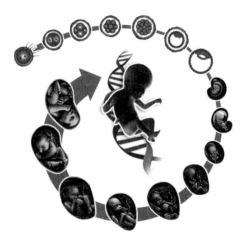

每个细胞都蕴藏着整体生命的基因信息

正常情况下，日常生活中，DNA还可以通过细胞这些"分子工厂"，生产出各种良性或不良的化学物质，由此塑造出人体健康、亚健康与不同的疾病状态。这充分显示了DNA的无限内涵、潜能与多态性，进一步诠释了健康促进与生命养护的重要性以及可能性。

细胞作为一个复杂的生命"小宇宙"，作为个体生命体内的分子"工厂"，作为DNA指令的执行系统，其行为规范要符合生命整体功能需要，不同的细胞具有不同的行为特征，从而组成庞大的生命细胞内行为系统。

在异常状态下，有的细胞会产生无菌性炎症反应，成为很多慢性疾病的元凶；有些细胞会出现超过生命需求的增殖，引起增生与结节，比如，子宫内膜增生、乳腺增生、甲状腺结节、肺结节等；有些细胞会"内卷"、功能退化，不能合成并提供正常所需的生物分子，出现退行性变，比如，骨质疏松、椎间盘退化、大脑萎缩、神经脱髓鞘病变等。

细胞在微观层面上也有知、情、意、行。这里的"知"，更多是感觉、感知，接收神经介质、内分泌分子的信息与指令；这里的"情"，是指细胞处在宏观个体生命情绪、情感环境分子场中，体现为细胞的能量转化反应模式也具有情绪特征；这里的"意"，是细胞约定俗成的能量转化模式，它受宏观生命"意"的影响；这里的"行"，即细胞的综合行为与表现，如代谢行为、增殖行为等。最终，人体40万亿到60万亿细胞的行为决定着我们健康与否、患病与否。

细胞的知、情、意、行与宏观生命的知、情、意、行具有全息对应性，在宏观层面我们称之为心理，因此心理健康促进对细胞行为健康具有重要作用。人的认知和观念，有的是正确、合理的，有的是不正确、不合理的，需要一个人的开悟与认知转化，悟到了就通了，悟不到，就通不了；人的情绪也有正性、有负性的；人的意志和行动方向也各有不同，体现了人类的主观能动性。它们构成人类心理活动的四个要素。

至于行动，则是知、情、意三者的显化模式。个体生命的外在显化模式表现为社会行为；而内在显化模式则表现为与细胞行为密切相关的健康状态。当一个成人具有积极而成熟的心理与行为模式，那么他在心理层面就是健康的人，他的细胞行为也才能够健康，才不容易罹患疾病。

　　每个细胞都具有保持健康与发展疾病的双重内涵与双重性格。"悲喜一念间，善恶一念间"，面对纷繁的外部环境，面对情绪的狂风暴雨，能守住内心宁静的人寥寥无几，我们每一个人在一生中都会时而从心理健康状态滑到心理亚健康状态，再回归到心理健康状态，循环往复。

　　当处于心理亚健康时间太久，日积月累，最终通过自主神经反应模式，激发心身转化，发展成为亚健康状态，成为亚健康人群。再进一步，就会引发各种慢病。

　　不论健康、亚健康，还是慢病状态，这些都是宏观生命与细胞之间能量信息沟通互动的结果与呈现。细胞是健康生命构建成形的场所，同时也是各种慢病构建成形的场所。抑或说，健康的生命或多样化的慢病，似乎最终是细胞运作的"作品"，是细胞在不同状态下的运行结果。

　　健康的生活方式、积极的心态、良好生存环境，这些都是健康正能量信息，必然会转化为健康的分子能量信息形态，细胞内在能量信息转化必然是良性的，那么这个人就会成为一个健康的人。

　　相反，心态不积极、生活方式不健康、生存环境不良，不会自我放松，不会疏解压力，不会化解不良情绪，一个人体生命转化的都是负性能量信息，这些异常的、不健康的能量信息，必然转化为异常的、不健康的分子能量信息形态，那么这个人就会形成某种亚健康状态，甚至沦为不幸的"病号"。

　　细胞是生命能量信息不断进行分子化编构和有形化表达的场所。一切有形或无形的负能量信息，都可通过细胞转化为有形的负性分子形态，并最终在宏观层面以各种亚健康或疾病形态表观呈现出来。

当外界的疾病风险因子如风、寒、暑、湿、燥等，以无形的能量信息形式，通过人体感官神经系统能量转化，进一步通过自主神经系统与内分泌系统对生命细胞产生影响，引发相应基因表观改变，DNA的开放或关闭、拷贝数上升或下降，进而通过细胞转化为有形分子形态，最终导致细胞行为出现异常或失控。在一系列多米诺骨牌效应下，引发整个生命相应系统功能紊乱，生命机体必然会罹患疾病。

细胞蕴含着健康与疾病的双重内涵，既能制造一份健康的生命，也能炮制出一堆让世人苦恼的疾病。

人有人格，细胞有"细胞格"

人的心理活动是"知、情、意、行"的综合表现。其中"行"分为外部行为与内部行为。心理活动的外部行为特征即为"人格"。心理活动的内部行为特征，就是细胞行为模式，它决定生命各子系统的生理功能特征，如心血管生理功能特征、消化系统生理功能特征、呼吸系统生理功能特征等，即各个子系统生理功能都具有个性化、人格化特征，比如，有的人遇到压力容易咳嗽，有的人遇到压力就容易腹泻，有的人遇到压力血压就会升高，而有的人遇到压力，血糖就会升高，等等。

人格是一个人在适应（社会）环境的过程中所表现出来的生命系统独特的反应方式和应对方式，即行为模式，是人的社会性外部特征，具有很大的稳定性与动态发展性；是一个人在一定社会中的地位和作用的统一；是一个人所具有的与他人相区别的独特而稳定的思维方式和行为风格总和。

人格特征与社会化发展程度、社会适应、社会功能、道德规范密切相关，一个人社会化发展程度越高，人格越成熟，社会适应能力越强，就具有较大的社会功能，拥有较高的社会道德水平。

按照全息理论，人的外在人格与内在的细胞行为模式即细胞格具有全息对应关系，所以，人格修炼、修心养性具有极其重要的内在健康价值与疾病防治作用，即具有巨大的健康促进与生命养护学意义。

根据全息系统论，细胞就像我们宏观个体生命一样，也具有"心理"系统和"生理"系统，以及拥有"知、情、意、行"细胞心理行为模式。其中，细胞的心理系统中枢主要存在于DNA分子上，生理系统主要存在于细胞胞浆和细胞器，具体包括细胞代谢行为、胞饮胞吐行为、增殖行为等。

细胞的心理系统中枢，存在于细胞核内储存着基因信息的DNA中，更多表现为DNA能量流与能量场。DNA是细胞中的"大脑"，是细胞生命体的"中央程序"。所有细胞的功能实现和应激反应，都来自DNA的"发号施令"。在DNA的综合调控下，细胞的各项功能，包括细胞与细胞之间，细胞与周遭环境的互动交流、感受、应激，得以灵活地运行和实现。

细胞格即细胞的行为模式，决定着我们身体的健康状态。细胞在心理自主神经系统的调控之下，持续执行着生命赖以存续、健康得以维持、极其复杂、极其忙碌的生命活动，它一刻都不停歇，细胞这种夜以继日的日常活动时刻通过各种感受神经系统反馈给大脑自主神经中枢，它是在心理自主神经系统调控下自主运行的，我们大脑完全感受不到。

心理自主神经系统中枢在大脑皮层下、边缘系统、下丘脑、脑干等部位，处于动态自耦合自统合状态，调控指令自动自发，遵循另外一套生命系统学（自组织、自平衡、自稳态、自发展等）秘密机制，在这个领域生命科学与生物医学研究有待深入。

我们知道，细胞生理功能系统存在于细胞质内的细胞浆、细胞器与细胞膜等，构成了细胞的行为与执行系统。细胞浆为细胞内在代谢行为活动提供了一个适宜的环境场所。形形色色的细胞器则是细胞内部一个个负责各项任务的"车间"，负责各种生命分子的"制造"、合成与分解。在细胞质及多种细胞器的正常运行下，细胞的各项职责顺利进行，能量信息不断转化，细胞角色与功能任务顺利完成。

细胞的"心理"系统具有明显的能量信息属性，主要表现为细胞DNA的能量流、细胞膜的电位差与能量活动。细胞行为涉及对外周环境的应激反应模式、细胞代谢活动、细胞增殖行为，以及细胞之间复杂的联系、交流、沟通等。

细胞行为及细胞格还受人体内分泌系统调节，内分泌系统则受自主神经系统调节，这个调节机制来源于下丘脑—垂体轴。下丘脑的交感神经元与迷走神经元轴突延伸到垂体内分泌细胞，这样下丘脑神经元的动作电位电信号就转化成了可以调控全身内分泌系统功能状态的分子信号。

人体内分泌系统则是由内分泌腺、分布全身的内分泌细胞与神经内分泌细胞及它们分泌的激素组成，参与调节细胞行为与代谢过程，维持人体内环境的相对稳定性。

激素分子是内分泌系统的能量信息"邮递员"，它通过体液循环流转，传送到全身靶细胞"目的地"，发挥刺激或抑制作用，从而调节靶细胞功能。

人体激素系统涉及万千个分子，组成一个巨大而且复杂的激素分子云，对一个细胞的某项功能来说，这些激素云内部包含正负与阴阳两方面的调节分子，呈现出双相调节作用，不同分子云具有不同的正负激素构象或矩阵，产生不同的调节效果与细胞功能状态。

正常情况下，个体生命通过大脑自主神经系统的负反馈调节机制来不断保持内分泌系统的正负与阴阳平衡；异常情况下，假如由于某种刺激因素，导致心理失衡，通过自主神经与内分泌轴，引起某些激素分泌过多或过少，造成正常内分泌平衡被打破，即医学上所谓的"内分泌失调"或"内分泌紊乱"。

当人体出现内分泌紊乱，反过来进一步加重心理失衡与情绪紊乱，就会出现各种异样和身体不适症状。激素与情绪密切相关，激素变化必然伴随着情绪变化，情绪变化必然伴随着激素变化，情绪的阴晴圆缺必然代表着激素的阴晴圆缺，情绪的狂风暴雨必然引发激素的狂风暴雨，风和日丽的情绪状态背后必然是风和日丽的激素分子云。

有研究指出，70%以上的疾病与情绪有关。

细胞与细胞之间具有"社会"属性，细胞间的这种"社会"行为属性，可以从人体免疫系统的细胞中窥见一斑，免疫细胞就像现实社会的军队与警察，他们具有各自的功能角色，又具有互联、互通的信息沟通机制与协作机制。

免疫系统通常是由众多担负不同功能的不同细胞亚型与细胞群组成。不同免疫细胞亚型之间、不同免疫细胞群之间则相互影响、相互制约、相互协调，遵循"阴阳"与"五行"相生相克的平衡机制，进而编织出各种不同的免疫功能模式，形成不同的免疫功能状态，并对生命体细胞发挥相应的影响、监视、督导、清除等作用。

最终，根据人体免疫细胞功能的正常与异常、高能或低能，根据不同免疫细胞的矩阵组合，以及不同的免疫反应行为模式等，塑造出人体不同的健康级别、不同亚健康状态及不同类型的疾病形态。

细胞"情绪"：细胞的反应和行为

每个细胞都是"心理"细胞。作为构成生命体的细胞，都有一定的"情绪"反应。

一株含羞草遇到陌生人的触碰，会因"害羞"而蜷缩，卷起叶子；大黄狗一发现陌生人靠近自己的家，就会狂吠不已。

一个人每天都会遇见各种生活事件，都会引发不同层次、不同级别的心理情绪反应，我们随时随刻都处在不同情绪状态之中。有些我们能够感觉到，有些是经由自主神经系统介导而自主发生的，我们感觉不到，比如潜意识惊恐反应，尽管我们感觉不到它，但它确实在那里发生了，并对我们的细胞行为产生作用。

如果这种情绪存续时间短暂，转念即逝，即生即灭，它对细胞行为的不良影响很快被生命系统力修复，如果存续时间长，甚至是持续存在，就会对细胞行为造成永久性伤害，进而引发症状、出现病态。这就是我们的很多亚健康、很多慢病经常不期而至、感觉很"突然"

的原因。

世界上不存在没有情绪的人，自然也不存在不受情绪影响的细胞行为，个体生命的每一个细胞，都能感受到其宏观生命的"所思所想"，与喜怒忧思悲恐惊，人体细胞时刻处于"大脑—自主神经—内分泌激素"分子网络影响与控制之下，浸染在宏观生命情绪分子的海洋之中。

细胞是人体心理反应的"应答器"。有的人遇到压力，就会出现荨麻疹，出现过敏性皮炎；有的人一紧张，就会干咳、胸闷、心慌，等等。从细胞接受心理自主神经的调控信息，再将信息传输给DNA，到DNA的开合变化，然后合成或分解生物分子，这些分子信息反过来再传递给大脑神经系统，形成负反馈调节环路，大脑自主神经之间再耦合再调适，再下达神经冲动，进而再调节身体细胞代谢与行为，加重或缓解个体情绪状态。

这个过程都有心理自主神经内分泌及免疫系统全程参与，并形成情绪与自主神经功能、内分泌功能、免疫功能的"同频共振"。

细胞DNA在不同心理、情绪塑造的微环境下，形成不同的DNA表观改变，塑造出不同的细胞行为模式，最终也会产生不同的生理状态，甚至导致某些外在形态学的改变。一个人罹患某种慢病的本质就是细胞行为模式异常的结果，从这个角度讲，一切慢病皆为细胞行为模式异常相关性疾病。

不同心理状态生成不同的心理自主神经反应模式，产生不同情绪分子组合以及免疫应答模式，在这些因素的交互作用下，细胞形成不同的行为模式，常见的有细胞增殖过度形成的局部增生、结节、息肉，细胞增殖不良或增殖力下降造成的退行性病变，细胞行为过激形成无菌性炎症反应或过敏反应等，这些都是慢性病发生发展的重要因素。

从本质而言，一个人得不得病，得什么病，并不是由外在致病因子决定的，而是由内在细胞行为模式尤其是免疫细胞行为模式决定的。正如乙型肝炎病毒时刻常在，但并不是所有人都必然会罹患乙型肝炎。

事实上，绝大部分人在一生中是接触过乙肝病毒但不会罹患乙肝的，只有少数的个别人才会罹患重症肝炎，一小部分人可能会罹患亚重症肝炎，少量一部分人可能会罹患慢性活动性肝炎或慢性迁延性肝炎，还有一部分人会成为乙肝病毒携带者。乙型肝炎的发生与否，除了乙肝病毒致病因子外，更关键的因素在于每个人自身免疫系统不同的免疫细胞行为模式。

从医学角度来看，乙型肝炎的临床亚型大多与免疫系统的细胞反应模式密切相关。换言之，由于每个人的免疫系统强弱和对致病因子应对模式不同，即自身的微观细胞反应模式差异，最终造成每个人的乙型肝炎类型不同，表现出的症状与病程也就不同。

比如，免疫细胞过度攻击反应，我们称之为"免疫风暴"，往往会造成重症肝炎；而过度"内卷"与退缩性免疫细胞行为模式，则会发展成为乙肝病毒携带者。

根据全息论的观点，一个人的社会人格与其内在细胞格具有一定的全息对应关系。对外界事物过分敏感的人格特征往往对应着免疫细胞的过敏反应，表现为对花粉、对食物等过敏发生高于常人，就容易罹患过敏性疾病；反之，性格过分迟缓迟钝的人，细胞反应也会过度迟缓与低下，表现为细胞功能低下的中医气虚状态，身体就容易携带更多致病细菌或病毒。

人体健康和疾病与否，从微观视角而言，都是细胞行为反应模式的宏观表现。一切外因都是通过内因起作用的，人类的疾病，并非仅仅是由外界的致病因子造成的，可以说更多是由我们人体细胞行为的不良反应造成的。因此疾病防治需要内外兼修和标本兼治，扶正与祛邪并重，才能达到根治疾病，让生命体真正恢复健康的目的。

在当下医学领域中，西医学、心理学、中医学三大医学体系各执一方，互不相让。西医学重在精准，其治疗原则和方式偏于祛病；心理学偏重生命无形能量层面，其健康学效应需要透过自主神经内分泌系统才能发挥作用，需要进一步深入研究建立实效化的心理自主神经医学技术与手段，使其成为未来治疗临床慢病的重要帮手。中医是心理自主神经系统医学，即心身系统医学，既能扶正，又能祛邪，往往能标本兼治，但尚缺乏一套标准化而规范的路径体系。

　　根据现代医学模式与WHO健康新概念，将西医学、心理学、中医学中符合生命心身能整体观的实用理论、技术、方法加以有效融合，就构成当下最前沿的三维整合医学，简称3D医学。3D医学强调三医整合并用，取长补短，兼收并蓄，最终打造心身自主系统新医学体系，对人类健康做出新的贡献。

第六章

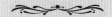

DNA：生命内在的运行"程序"

DNA是生命能量信息物质化编构微观控制与运行系统，

是宇宙之道、生命之源、健康之秘

每个生命的成长与衰亡，都是由其内在的"生命密码"——DNA——暗中操控，DNA生物分子蕴藏着宇宙智慧、宇宙力量，它是生命的内在"程序"系统，具有自组织、自修复、自适应、自发展的内在力量，储存着极其复杂的生命分子信息与能量信息，可根据环境变化而发生适应性变化，生命的一切变化与发展，正常或病态，皆是通过DNA实现的。

　　人类在DNA与大脑的双相控制下，呈现着健康与不健康等多种状态。

人由DNA和大脑双相控制

一颗"种子"的成长

一粒种子，随风散落在某个山头，或者落在某片荒原，一场雨后，那颗种子悄无声息地萌发了。种子的内部经历了一系列惊心动魄、无人知晓的风云动荡，随之膨胀，然后冒出尖芽，接着长出幼苗，然后一路茁壮生长——成为一棵树，抽枝，长叶，开花，结果，树叶凋落；而后，这棵树继续经历四季的"轮回"：萌芽，抽枝，长叶，开花，结果……周而复始。

几乎所有的植物，都经历着这样亘古不变的"套路"，我们称之为"生长"。这个过程完全由DNA控制。

不独自然界，人的一生几乎同样如此。每个人，最初不过是一颗小小的受精卵。不同的是，它不在土壤里生存，而是孕育在一间"温室"——子宫。

在这间"温室"里，这颗"种子"悄然发生着神奇的变化：受精卵先是分裂为两颗，继而分裂为四颗、八颗……依次进行着，它按照2^n这个指数增长模式，进行分裂。直到这些不断分裂的细胞形成中空球形体，称为"囊胚"。

囊胚形成后，卵裂结束，囊胚细胞开始按照新的分化增殖模式，经过一系列复杂的增殖运动，逐渐成形为胚胎，继而慢慢发育成为完整的人体——胎儿。人类生命的这个孕育周期，从受精卵到胎儿出生，大约需要十个月。

　　十月怀胎，一朝分娩，随着一声嘹亮的啼哭，婴儿呱呱落地，一个生命便如此来到了这个世上。

　　我们清楚，这个过程完全由DNA的内在程序控制，并没有大脑的参与。

　　出生后的每个人，具有了感知和意识，看似大脑开始掌控我们的生命运作，其实不然，我们身上的每一个细胞，如果放大到N倍，都是一个繁忙有序的工厂，而这一切的运行，我们的大脑却浑然不知，DNA仍然是幕后操控者。

　　我们整个出生与成长过程，还包括日后的衰老，以及最终的死亡，并不完全是由我们大脑来掌控的。我们大脑控制不了我们自己的"生"，也控制不了我们自己未来的"死"。大脑只能借由心理自主神经系统调控来影响细胞行为，生命仍存在一种不受大脑控制的自平衡、自修复内在力量。

　　人是由DNA与大脑双相控制的生命体，一个生命既是自己的，又不是自己的。我们每个人都是生活在"生与死"之间的生命体、能量体、时空体、情绪体，我们的生命都是处于"生与死"之间的现世过程。在这个过程中，只有"情绪与感觉"是自己的，生命体却似乎是"他人的"，仅是一个"载体"而已，生命过程的本质是自己的"认知、情绪与感知体验"。

生命的"密码"——DNA

　　我们每一个生命，最终都受控于藏在体内（准确地说，是每个细胞内）的那个蕴藏复杂生命信息的"密码"——DNA。

　　DNA不仅仅是我们已知的碱基序列双螺旋结构体，它更是一个复杂的能量构象体与微观能量信息运行系统，它上边有能量流动。透过DNA，人类接触到了宇宙能量的深邃内涵，以及量子世界的幽深玄妙。它深藏于细胞，借由细胞感应着"外界"的一切变化，以其分级分层变化产生现世表观表达与生命编构。

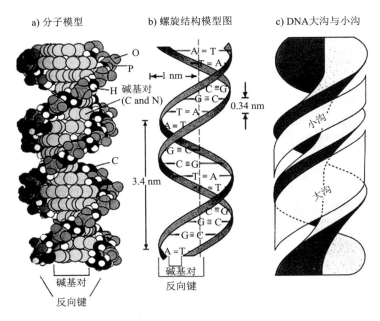

DNA不仅仅是已知的双螺旋结构体，还是一个不可见的
能量构象体与微观能量信息运行系统

　　DNA是生命能量信息链，构造特殊，与世上的其他自然物体的造
型大相径庭，它呈独特的双螺旋结构——像一道旋转的软梯，软梯两侧
的"扶手"是两条多核苷酸链骨架，软梯的横档被称为"碱基"，碱
基含有四种不同"信息密码"：腺嘌呤（A）、胞嘧啶（C）、鸟嘌呤
（G）和胸腺嘧啶（T）。每个梯级都是由A-T、G-C互相配对并靠分
子键紧密结合。

　　截取这个"阶梯"的任何一个片段，所形成的信息都是独一无二
的，因为这种排列组合是无穷无尽的。就像钢琴或吉他，尽管这些乐
器只是由七个音符（以及八度关系的共鸣音）组成，但可以通过无限
的排列组合，弹奏出无数个全新的曲子。因此，这种有限的DNA序
列，在数十亿年的生命进化史中，蕴藏了庞大的信息量和生物物种的
生命密码，储存了无限的潜能，它可以编构健康分子，也可以编构疾
病分子，可以维护健康，也可以炮制疾病。直到如今，我们的科学家

尽管在DNA序列测定上取得了巨大成就，但涉及能量信息学部分却远未彻底探秘，而这个探索，注定需要永无止境地持续下去。

DNA这个"生命程序密码"，包含不同层次的"生命遗传信息"。

其中，一股"信息"属于种族共有性的信息，即操控人类生命共有的整体模式"程序"。对于每个人而言，它是先天性的，是从几十亿年前人类的先祖以及世代不断积累、进化、储存下来的，为人类所共有的，如人体（五官、内脏、大脑）构造；世界上不论是哪个种族，哪个民族，每个正常的人，都是由四肢五官七窍构成的，直立行走，会思考，有感情意识，这些是每个人所共有的信息特征，它都是由人类DNA所赋予和造就的。

另一股"信息"属于个体独有性的信息。即每个人不同的个体DNA"程序"，比如肤色、体质、身高、血型以及五官等细节体征，则是遗传自己父母以及与父母有血缘关系的历代亲属的特征。

生命个体在生存期间，为适应自然环境与社会环境，还会呈现出新的个性化外观特征与功能状态变化，最终都是由DNA这种分子所蕴含的A+X信息赋予的，而我们的躯体器官组织的分级生理功能、健康状况甚至性格特征等，也是由这种分子所携带的表观信息决定的，它是我们每个生命体的"幕后操控者"。

行为的"指挥官"、健康的"伤害者"——大脑

我们每个人并不完全是由DNA这只无形的"手"所操控"提线木偶"。指挥我们现世思想行为、影响我们身体健康状态的，还有人体的另一个关键"部门"——大脑。

大脑是DNA信息的历史编构与现世表达。人类的大脑是在长期进化过程中发展起来的思维和意识的器官，并借由自主神经系统调控生命各个子系统生理功能。它是现世生命的"首脑机关"，更像一个面对现世环境的"反应板"，产生知、情、意，引发社会行为，通过介

导细胞功能调节，实现思想意识的社会行为外在表现与细胞功能的内在表达。

DNA可以向后代遗传，实现代际传递，而大脑则不能，大脑此世生此世灭，无法向下传递。人类大脑所产生的知识信息传递只能借由社会文化信息的范式进行传递。据研究，只有部分内涵可以通过编构进DNA信息链进行传递，人类一些道德行为是通过道德基因传递的。

从生物学角度而言，大脑是人体神经系统的最高级部分，也是实现人类精神心理活动的核心场所。它由左、右两个大脑半球组成，两个半球之间由无数神经纤维相联系，呈现着最为奇特和最为复杂的结构和性能。它的主要作用是调节人体生命系统、器官、组织的各种功能，控制躯体运动，产生一切感觉（如视、听、触、嗅、味等），是意识、心理、情绪、记忆、语言、学习、思维活动的场所。

每个大脑半球包括大脑皮层（也叫大脑皮质）、大脑髓质和基底核等三个部分。其中，大脑皮层最为发达，主要由神经元的胞体构成，主导人体一切活动过程，并统合调节机体与周围环境的平衡。

这是我们一提到"大脑"这个词语就能"看得见""想象出"的可见大脑，但实际上，大脑的活动基本上全是神经细胞动作电位的生成、传递、统合以及电磁场态活动，这是大脑的本质特征与功能原理。

生命大脑本质上就是一个巨大的电磁生成场与电磁运动场，意识生成场与意识运动场。

人体大脑约由1000亿个神经元细胞构成，每个神经元又通过1000～10000个突触与其他神经元相互联系、动态耦合，形成极其复杂的神经网络系统与区域功能模块及功能中心，调控着生命活动的方方面面。大脑神经元活动主要是动作电位的产生、传递、统合和传导。大脑虽只占人体体重的2%，但能量消耗却占全身能量消耗的20%。大脑每日消耗的能量如果换算成功率表示，大约相当于25瓦。我们的大脑无时无刻不在生成电并释放电，它是生命存续的前提与基础。每一个起心动念都如电闪雷鸣，其工作量和能量消耗是如此巨大。

　　大脑活动分为显意识部分与潜意识部分，意识活动的本质是能量活动，大脑能量活动具有自生成、自统合的内在机制。显意识部分的职责就是命令和指挥，大脑通过主动理性思考与神经耦合机制，来调节我们自身的意识形态、认知模式和价值观，进而确定行动方向和目标，通过躯体神经系统控制躯体运动与行为来实现目标。我们人生的每个选择——交友、结婚、职业规划、做事方式、人生道路的选择，等等，都是靠我们大脑的显性意识来裁决的。正如西方存在主义哲学家宣扬："每个人必须为自己的选择负责。"因为我们的行为和抉择，大多都是显意识的行为。

　　大脑的另一部分功能是对我们自身生命系统功能状态的调控与管理，生命各个组成系统之间的协调、功能调整，都是在大脑相关皮层下的中枢完成的，大脑这部分功能我们常常感觉不到，因此属于潜意识部分。

　　大脑的这部分活动更多是由心理自主神经系统实现的，自主神经系统是由交感神经与迷走神经两个作用相反的系统自相耦合组成的矛盾统一体，形成生命系统独特的负反馈调控机制，对机体系统、器官、组织、细胞功能产生正反双相调节作用，即中医所谓的阴阳调节，进而实现机体功能与各项指标的动态平衡、稳定与健康，心理自主神经系统对细胞功能的调控，最终是通过双相调控DNA基因开合来实现的。

　　因此充分了解我们的潜意识（心理自主神经系统），管理好我们的潜意识，是维护和提升健康状态的重要途径。

　　我们的大脑往往通过六识（视、触、嗅、听、味、感），产生六欲七情（喜、怒、悲、思、忧、恐、惊），情绪一旦过度或失控，就会伤及气机，最终通过自主神经系统功能紊乱，引起DNA表观变化、细胞行为变化，引发健康问题。

　　大脑是情绪生发器与情感反应板，总是心有所应，总有浮思躁虑，总会妄起分别。从此角度讲，在消极心理状态下，产生消极情绪、干扰自主神经功能平衡，引起生理功能紊乱。这时大脑是健康的伤害者，心有忿懥则不得其正，心有恐惧则不得其正，心有忧患则不得其正，总会应有所伤。人类意识具有自觉与觉他的能力，也有潜意识自我调整的潜在力量。

因此，人类健康促进与生命养护特别强调潜意识修炼的重要性，善养者先养其心，再养其身；善治者先治其心，再治其身。面对消极事物、外界种种诱惑和欲望，要祛除杂念，心无所应，心不着物，甚至能做到七情不发，如此，知止戒欲、恬淡虚无、精神内守、不怒不悲、情绪平静、心不躁动则百病无从以生。

无意识领域与无意识"王国"

尽管大多数人并不知道或并不关心，但其实，DNA对生命的操控，远远超过大脑的控制。DNA是生命最深不可测、最幽深玄妙的能量结构与运行体，蕴藏着宇宙之道、生命之道，承载着生命的本体意识，即无意识。DNA的浩瀚内涵远远超过我们测序所揭示的"可见"内涵。这些在后面的章节还会陆续展开。

DNA操控的领域，完全属于人类的无意识领域——细胞、组织、器官的运行、成长、代谢和衰亡等，最终都是由DNA控制的，我们似乎无法抗拒，也似乎难以对它进行有意或刻意的改变或修正。

大脑所主控的领域基本属于"意识王国"。而无意识领域远远大于大脑的意识领域。正如心理学家所揭示的，我们的意识只是无意识汪洋中漂浮在海面上小小的冰山，而下面则是一部分潜意识和广袤无比的无意识领域。

人类通往开发无意识领域的路径还比较漫长，在这条道路上，心理学与中医学似乎稍微领先了一步。而横架在大脑显意识与潜意识之间的桥梁，以及大脑通向无意识世界的康庄大道，是现代生物医学界一直比较忽略的心理自主神经系统。

我们每个人通过大脑的理智，只能控制非常小和非常有限的领域——这个部分，有时被哲学家们称之为"自由"。而这个所谓的"自由"意志，总是伴随着情绪与情感缘起缘灭，而最终大多总是以伤害我们的身体健康为代价。

每个人都是DNA编构的产物，DNA是构建我们个体生命和维持健康的"守护神"。DNA又是历史与现实相结合的产物，既可变又不可变、既可控又不可控。

我们体内的生命细胞听从于它，听从它所携带的信息能量。在这个层面上，我们无从选择。然而人类的表观DNA系统又是可以被改变的，又是可以被影响的，但这个改变又是有限、有条件、需要方法的，对于DNA，我们仅仅拥有"部分自主权"而已。

我们每个人又都是自主神经双相调节下的动态平衡存在物，我们的显意识可以影响这种平衡，但不能直接控制这种平衡。

心理自主神经系统是我们能够与DNA对话的管道与通道。未来谁掌控了这部分自主权、主动权与能力，谁掌握了这方面的相关技术，谁就是生命与健康的真正主人。

人类是从动物界不断进化而来的，因此，人类DNA所携带的信息能量，贯穿了从低级生命到爬行动物直至灵长类的数十亿年演化历史，使得我们每个人的体内都多少保存了长达数亿年动物生命的本性或本能的"烙印"，以及仅仅数千年人类文明（文化）的熏陶，这些信息能量以一定的比例"顽固"地保留在人类的DNA中，并不断延续和变异、升级、进化，如此才造就了当下21世纪的人类。从这种角度而言，DNA是一种历史的存在，大脑仅仅是应对现实能量信息的表观构造与反应板。

白天，大脑所承载的神经系统，必须应对我们每天所要面临和需要解决的所有"琐务"，它就像一个"高级管家"，为我们这个生命体打理日常事务，学习、工作、社交、娱乐、避免伤害、攫取食物或维护自己的安全和利益，并产生喜怒哀乐。

　　在我们清醒的时候，大脑时时刻刻都在应对着事件和问题，不停地思考，不停地判断，不停地产生情绪。因为我们一直不停地被动或主动地通过我们体表的感官（眼、耳、鼻、舌等）持续感知外界信息，通过神经传输，将外界信息传输到大脑，大脑就像"反应板"一样，在个人形成的能量转换天平上，通过不同的模式转化，产生不同的能量流动，产生情绪，并做出决断甚至行动。

　　一般人在应对外界事物中，常常伴发情绪产生，而情绪这种"副产品"会在不知不觉中持续对我们的内脏生命系统产生健康或不健康的影响。心有所应、七情过发，就会伤害人体健康；心无所应，七情不发，是保持健康的超凡智慧，也是我们在日常生活中免受不良信息事件伤害的重要策略。

　　夜晚，如果我们处于休息、睡眠状态，六识关闭、不再主动接收信息，屏蔽了各种不良健康干扰，生命处于深度"闭关"状态，显意识不再活动，此时我们的潜意识与无意识便开始"激活"，生命启动自耦合、自平衡、自修复程序。我们的心理自主神经系统重新归于平衡，生命系统重新回归稳定状态。所以，拥有充足睡眠与深睡眠的人，才容易保持健康的体魄。

　　先哲曾说："应无所住，而生其心。"意即不论在何时何地，我们的内心都不可存有丝毫执着，才能随时任运自在，达到一种虚灵空静的状态。

　　我们的DNA系统只有在大脑"空寂"状态下，才能再次开启自修复，即健康重构过程，才能更好地履行健康守护神的使命。所以，古代先贤虚灵空静的修心方法，以及充分的深睡眠，是我们维持健康的重要前提与保证。深睡眠治疗学技术将是未来健康促进与生命养护的重要手段。一个人的失眠多梦代表了心理自主神经功能紊乱，长此以往，必然会给身体造成持续伤害，引发各种亚健康与慢病。

　　DNA是历史与现实的编构，心理是历史与现实的综合反映。心理与DNA在信息能量层面具有全息对应性，架在心理与DNA之间的桥梁是自主神经系统。所以，心理是人类实现与DNA对话的通道，人格修炼、心理训练与心理调适在一定程度上可以改变DNA的表观，进而改变我们的生命健康状态。

人为什么会得病

水熊虫是目前发现环境适应能力、生存能力最强的生物，它可以在−200℃～149℃的环境中生存，可以耐受高达最深海底压力6倍的压力，能够抵御人类电离辐射致死剂量数百倍的伤害而顽强存活。

我们也知道，有些动物的胚胎可以在饮食匮乏与环境不适等极端变化下，会被自动溶解吸收，导致妊娠终止、新生命终结。

人之所以会得病，究其本质，是一种自然环境或社会环境适应不良导致机体系统功能紊乱的结果，人是自然环境与社会环境能量和谐与平衡、天人合一的统一体，当一个人自然环境与社会环境适应能力下降或者自然环境与社会环境变化速度超过了人体自身适应能力，人体心身能系统平衡就会出现紊乱、失衡，就会出现疾病。

一个人从出生走向死亡的过程，就是一个人在各种外在致病因子与内在致病因子作用下从健康走向疾病的过程。生命系统与DNA具有自稳态的内在力量，持续呵护个体生命健康与成长，生命系统与DNA还具有自适应的内在力量，在生命环境"适应—不适应—再适应"的循环往复中，形成新的心理自主神经平衡模式，在这种新的能量平衡模式下，DNA感受着来自环境中的各种良性或不良的能量信息，通过新的能量转化以表观基因动态变化形式来适应周围环境。

当个体生命不能很好地适应其环境，就会出现外化异常或内化异常性变化，重度外化异常有心理逃离现象，表现为精神病性、精神病或自闭症表现；内化异常表现为抑郁、焦虑等，潜意识抑郁与焦虑进一步经心理自主神经系统轴由DNA变化引起细胞行为异常，表现为MUS、亚健康及疾病状态。

人之所以得病，除不可抗拒的物理损伤、化学损伤、感染性损伤外，大部分情况下，不外乎因内外能量失衡或内在心理自主神经功能失衡导致的。当个体生命极度不适应社会环境时，会出现因重度抑郁状态自杀而终止生命，或通过自主神经-DNA-细胞工厂过度编构表达某些分子形成重大疾病形态，改变生命状态或缩短生命时程。

一个人罹患疾病尤其慢病时，体现的是个体生命心身能特质适应不良或能量转化不良的一种异常心理自主神经反应模式，进而导致的一种以降低生命质量、缩短健康寿命为代价的异常细胞行为模式。

每个人都是一个多维立体能量场，人体中的能量信息流动，中医称之为气。不同人拥有不同的能量场形态与构象，就像指纹一样具有个性化特征，有的人则会出现气郁、气滞、气虚。同一个人的宏能量场状态可以随心理变化而变化，因此，心理是生命能量系统重要的调节"阀门"，抑郁、"空心症"与"内卷"都是生命极度不良的能量状态。

生命DNA中蕴含的能量场态也具有不同级别与多态性，高能量级别代表DNA健康状态，低能量级别代表亚健康或疾病状态，高能量级别的人不容易罹患疾病，低能量级别的人比较容易罹患疾病。生命能量状态与级别可以通过一定的医学手段（主要是心理学、中医学及能量学手段）进行干预与调节，从而实现生命健康促进与生命养护的目标。

人与自然环境之间的关系与互动、人与社会之间的关系与互动皆为能量关系与能量互动。一切能量转化，皆是不同能量形式之间的转化。人通过视、触、嗅、听、感，接收外界正能量或负能量的信息，经过不同的"意"形成不同能量信息形式转化与传导，如，正能量转化机制或负能量转化机制，引起生命能量级别升高或下降，最终皆可改变DNA表观构象、影响细胞行为。

中医学所谓的"外淫内邪"指的是不同形式的能量信息构象体，比如，风、寒、暑、湿、燥、火可以引起生命能量级别变化，引发气滞气郁，即自主神经系统紊乱、失衡，产生不同健康问题。病毒、细菌作为负能量体，多在人体能量场降低时侵入人体，在人体低能量状态即免疫力低下时进行繁殖，导致各种感染状态或感染性疾病。

流感流行期间，总是那些身体能量处于最下面的5%人群容易最先被感染，而能量处于最低1%的人群与伴随基础疾病的人最容易出现重症或死亡事件。

一个人的正常生命能量状态是在一定的能量区间波动。一切外在致病因素或内在致病因素作为负能量体，可与生命产生能量互动，让生命处于低能量状态。

人体能量状态下降突破一定阈值，进入亚健康能量区间、疾病能量区间甚至死亡区间时，就会发生亚健康、罹患疾病或者死亡。

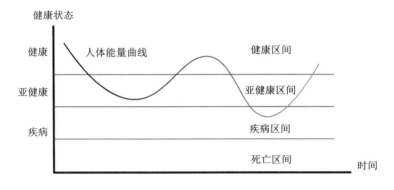

健康状态与能量状态关系

人体蕴含的能量是巨大无穷的。只是在正常情况下，存在能量"禁闭"，能量无法充分释放。然而人作为一个能量系统，越会释放能量的人，其生命能量越强大。

爱能生阳，静能生阴。具有"爱心""善心""慈悲心"并能保持恬淡虚无、阴阳互生的人，一般会阳气充足，生命能量场较高，阴阳容易达到平衡，生命状态多处于"风和日丽、阳光明媚"状态，不容易生病。反之，就容易生病。

我们已经知晓，DNA是构建个体生命与维持生命健康的"守护神"，而更多情况下，大脑神经系统是现实环境不良能量信息的"反应板"，对不良能量信息的心有所应、心有所执、七情过发，就容易伤害我们的健康。

人类大脑各级神经系统通过各种感觉器官接受外界不良能量信息，并通过心理系统、自主神经系统、内分泌分子网络系统，不断产生"情绪"分子（应激分子），甚至促发分子风暴与免疫风暴，反复持续作用，最终对DNA造成伤害，当这种伤害累积到一定程度，超过一定阈值，产生DNA变异或突变、细胞行为发生变化，导致急性疾病或慢性疾病发生与发展，生命也就进入非健康状态。

目前，慢病已经成为人类疾病谱的主要构成。慢病发生发展是一个从"无形"能量信息形态到"有形"能量信息形态转化、潜隐发展与多阶段递进发展的过程。

人的心理构象与自主神经功能矩阵相互耦合，形成一种内在的心理自主神经反应模式，它是慢病发生的内在基础因素，即内因。

如果这种模式出现异常，就会在外因即慢病风险因子作用下，生成异常自主神经动作电位指令，引发内分泌激素分子云构象的异常，导致靶细胞出现不同病理代谢、不同病理生理与不同病理形态，这些改变进一步形成病因网络链，交织递进或叠加发展，构成慢病发展多维立体病因链及慢病自动自发多阶段发展过程，最终导致临床慢病的形成。

在慢病发生发展过程中，一切外因是通过内因发挥作用的，而内因即异常心理自主神经反应模式，才是慢病发生发展的前提与基础。

环境因素不良、风寒暑湿燥火等常常可直接导致自主神经功能障碍，进而引发心理紊乱；而社会不良事件、长期负性心理（如不良情绪和负性情感等）、不良生活方式，则会诱发一个人心理自主神经出现功能紊乱，久而久之，逐渐会形成一种长期稳定的异常心理自主神经反应模式，对外界刺激往往也就产生种种异常反应，最终导致器官功能异常，损害一个人的生命健康。

所以，不是致病因子让你得病，而是你对致病因子的反应模式让你罹患疾病；不是过敏因子让你过敏，而是你对过敏因子的细胞反应模式让你过敏。改变可以改变的，当我们不能改变外在的环境性病因时，我们完全可以改变我们的心理自主神经反应模式。从中医学角度看，不同的心理自主神经反应模式对应的就是不同的中医偏颇体质，心理自主神经反应模式的逆转与重构治疗是人类未来健康促进与生命养护的重要手段。

生命的"天空"与"大地"

人类的生命无不是由DNA和大脑双相操控的。我们的生命状态，健康与疾病，也是在DNA和大脑"双管齐下"的作用下进行的，是两者共同运行的结果。

DNA主导着我们的无意识领域，大脑则主导着我们的显意识领域。每个人的"显意识王国"——感知、理性、智慧和独立人格等，在广袤的无意识海洋中，就像一个"小岛"。

DNA表观状态犹如生命的"天空"，实时动态变化，通过接收大脑心理的影响，转化心理所传导的能量形式，可以造就"阳光明媚"的生命状态，也可以形成"阴雨连绵"的生命状态；同时DNA表观状态又类似于生命的"大地"，通过细胞这个种子，在现实的阴晴雨雪不同的土壤中，既可以长出健康，也可以生出疾病。

这一切，更多取决于我们大脑的心理状态，是处于浮思躁虑还是空灵虚静，是七情过发还是七情不发，是心有所应还是心无所住，是狂风暴雨还是风和日丽，这都会通过自主神经动作电位影响到DNA表观系统。我们可以为自身的DNA撒播"阳光"，也可以对我们的DNA喷洒"风雨"，我们可以在自身体内的细胞构建"天堂"，也可以为我们体内的细胞构建"地狱"。

人类DNA似乎具有无限可能，能化育万物，能缔造万千层级的健康状态、制造各种形式的亚健康，甚至构筑不同形态的临床慢病。

我们可以通过积极心理开发、积极情绪培养、PEM冥想训练、健康运动、均衡饮食、戒除不良习惯，做到乐观、豁达、慈善与向好、向善、向上，让自己的生命能量提升到一个更高的级别，参赞化育，进而预防疾病侵袭。

DNA具有表观多态性

一只蝴蝶的多态化生命历程

DNA似乎拥有自己内在的"无意识"控制机制。

一粒小如芥子的虫卵，在温暖的环境下，经过一段日子的发育，会孵化成为一条蠕动着柔软躯体的幼虫。它就是我们生活最常见的"毛毛虫"。

有些人也许不清楚，这条蠕动的有些丑陋的毛毛虫，有朝一日会变成一只翩跹飞舞的美丽蝴蝶。

这条毛毛虫最初是在树叶上孵化生存，树叶及其汁液是它们的食物，大口朵颐，狼吞虎咽。在树叶的滋养下，它的身躯迅速成长，从小变大，几个月后长成胖乎乎的"肥硕"身躯，它便很少活动，变得安静下来。接着，它的身体开始缩短，表皮变硬变色，它的样子变了，这是毛毛虫向成虫蝴蝶演变的过渡形态，我们管它叫"蛹"。

不同的虫子，这个过程可能会有些差异。有的毛毛虫会从口中吐出细丝，将自己悬挂在树枝上。这时蛹在悄然发育，它们不吃东西，一动不动，但身体内部却在发生着翻天覆地的变化。

最初的那只毛毛虫，将自己包裹在褐色的蛹中，经过若干日子的"闭关修炼"。这个过程，生物学家称之为"变态发育"。在这期间，幼虫原来的结构逐渐完全解体，崭新的成虫结构形成，它的身体开始长出轻薄透明的翅膀、触角，还有几条细细的长腿。成虫发育成熟，裂开蛹皮，它们的世界里出现了一线"光明"，这只成虫趁机冲开一条出路，一只形体和花纹美丽的蝴蝶破蛹而出，稍作调整，便飞向天空或花丛中。

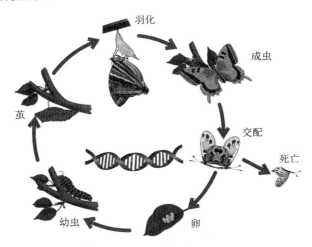

蝴蝶的变态发育过程由DNA微观能量信息运行系统控制

这便是一只蝴蝶变态成长的励志故事，也是地球上所有蝴蝶成长的故事。从丑陋的毛毛虫，到长着翅膀的美丽蝴蝶，它们是同一个生命在不同发育阶段的不同形态。它们幕后是同一套DNA系统控制，一套DNA系统操控两种完全不同的生命状态，其中DNA的表观变化是多么神奇和复杂。

不过，故事还没有结束。

这只新生的蝴蝶，为了生存，不得不穿梭于花丛中，改变了童年时期那份单调"食谱"，改为以花蜜为食。有一天，当一只雌蝶遇到了雄蝶，双方立刻展示出各自光彩夺目的"姿容"，在一种神秘本能的催动和诱惑下，它们的身体贴靠着，纠缠在一起，发生了致命般的亲密关系，我们称之为交尾或交配。这只雌蝶很快产下一批蝶卵后，在短短两周内，便走向死亡。这也许是大自然给予它们体验亲密关系的一种苛刻代价。那些新生的卵，又开始发育，进行着新一轮的成长、变态、飞翔、交配、产卵和死亡的生命周期。

每一只蝴蝶，对自己这种宿命的生命方式无知无觉，这源于它们体内（或者说最初的卵子中）存在着DNA这种神奇的"生命程序"。它操控着这一切，成为每一个生物内在自生成、自成长、自凋亡的自然力量。它通过一系列秘密时空遗传指令，引导和控制着生物整个一生的发育、成长、变态、交配、繁衍、死亡和一切生命的运行。DNA所蕴藏的生命多态内涵，远远大于我们目前对DNA序列的简单认知。

比宇宙更复杂的"微观世界"

DNA将我们带到这个世界，最后又将我们带离这个世界。生不由我，死不在我，生命的这两个端点——生与死，几乎都是由"生命态"的DNA在背后操纵的，除非是遭遇外界的伤害，导致非正常死亡。那也不过是意味着，提前终结了DNA原本赋予那个生命周期的长度而已，每个人都逃脱不了"向死而生"的人生宿命以及对生命终极意义的不断追问。

1543年，比利时解剖学家A·维萨里发表了一部划时代的著作《人体的构造》，开创了人体解剖学，书中通过一张完整的人体解剖图，让人类从整体解剖上认识了自己的身体，也为现代医学进行外科手术和治疗，提供了一份清晰明确的指南。

20世纪末，为了揭开人类自身的奥秘，科学家开始对人类DNA进行全方位的研究，中、美、英、法、德、日6个国家的顶尖科学家，展开了人类基因组23对染色体DNA大规模测序的国际合作。在21世纪初，在DNA双螺旋结构模型发表50周年之际，最终绘制了一张人类基因组图谱。

新世纪绘制的这幅人类基因组图谱，被誉为"人体的第二张解剖图"，它将让人类从微观领域了解自己，了解我们人类生命运作的秘密。

　　然而，DNA这种双螺旋状的奇妙高分子聚合物，似乎隐藏着深不可测的宇宙秘密。一个活蝴蝶的DNA测序与之后死亡被制作成标本蝴蝶的DNA测序结果是完全一样的，但一个是活的DNA，一个是死的DNA，二者具有决然不同的差别。这种差别到底是什么呢？

　　人类基因组图谱的成功绘制，仅仅是发现DNA双螺旋结构后的第二份"成绩单"，DNA还有更多的秘密，促使人类不断去探索、发掘和揭示。

　　DNA不仅仅是已知的双螺旋结构，还是十一维度以上的时空能量信息运行的立体构象体，尽管它占据的空间极其微小，直径通常为2纳米，肉眼完全看不到，甚至普通的显微镜也难以识别。它处于多维折叠状态，就像大脑皮层那样。一个DNA分子可以包含数亿个碱基对，因而得以蕴藏复杂的能量信息流、量子场和生命程序，是一个无限复杂的能量信息构象体，并可以感应外在多维能量场与信息流。

　　所谓"芥子纳须弥"，其小无内，其大无外。其意为，一粒小小的芥子可以容纳一座巨大的须弥山。DNA这种特殊的生命物质，可作为这句哲理箴言最经典的注脚了。正是由于DNA这种复杂的多维立体构象与能量信息内涵，其对生命的功能状态才具有叠态性影响。

　　当代物理学认为，万物存在的整个宇宙不止是四维的，而是十一维的，DNA这种复杂的生命能量体，被认为是不低于十一维的能量信息构象体，而DNA分子中的原子空间关系量子态，并不是固定不变的，DNA分子结构中的各部分，也都处于连续的运动之中，从而造成DNA的不同能级和不同状态。

　　从能量信息层面来看，DNA是一个具备独立能量信息处理能力，以及拥有自修复力、自稳态力、自发展力的宇宙系统，并且具有强大而复杂的分子编构能力。凭借一定的条件，它可以催化出一个具有复杂机体构造和功能的生命体诞生（无中生有），以及推动生命持续成长和壮大（从小至大），并控制和调节一切生命的状态（由此及彼），还能寻求自保和进化，避免来自外界的伤害，等等。

DNA本质上是一个几近完美的微观宇宙能量信息运行系统。

DNA这个神秘莫测的"微观宇宙"，似乎要比我们头顶上那座宏观的物理宇宙更为复杂和精细，甚至更加富有智慧，似乎有自己的"知、情、意、行"，其维度也似乎要比宇宙更为复杂。这个神奇的微观运行系统，等待我们人类科学家不断地去深入、去解密、去探索。

超级相态：不可捉摸的DNA能量

除了目前人类可测序的螺旋结构特征外，DNA还有更复杂、更高级、目前技术手段尚无法探索的多维能量信息结构和功能。如今，我们对DNA的所知，不过是其可测的结构部分，这仅仅是其庞然面目中的冰山一角。

探索DNA的能量信息流、能量场态，就像测量一根燃烧着的蜡烛的光芒。可见的圆柱体蜡烛可以看作是DNA的结构，它是固定的、死的，是可观察、可测；蜡烛的火焰则相当于DNA的能量部分，而能量是不断持续燃烧的，是活的。不同的生命形态，其DNA能量分级不同，能量构象不同，导致其功能级别也不同。

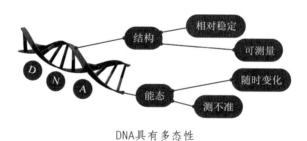

DNA具有多态性

DNA的结构相对稳定，我们可以通过各种手段与技术进行测量，并制作它的结构模型；但是跳动着火焰和光芒的DNA能量构象则是时刻变化的，是不可测的，即使通过最高级的科技手段来测量，也是测不准的。

透过DNA，我们似乎能感受到宇宙微观能量世界的深邃。

也许，DNA完整的终极面目，人类永远也难以认识，我们唯一能做的就是不断发掘并认识它更多的秘密。

DNA蕴含宇宙一切微观物理规律

从非生命"材料"到生命体

美国生化学家A.L.莱宁格在他的《生物化学原理》一书中阐释道："生物是由无生命的分子构成的。当这些分子被分离出来并逐个加以考察时，它们符合所有描述无生命物质行为的物理和化学定律。"

生命体的所有分子，都符合宇宙中的非生命物质的物理定律，尽管它们是一些由特定的化学元素（碳、氢、氧、氮、磷等）构成的有机大分子。由不同元素构成的生命有机大分子——蛋白质、核酸、多糖等，因其内在分子构象的复杂性和特异性，造成原子之间的能量级差与能量流动，产生了与无机分子大相径庭的特性和生物功能。而任何生命的有机分子最终也都是A+X的存在，即结构与能量运行并存。

这些无生命的分子通过各种有机结合，激活能量流动并创造了能量运行模式，最终构成了种种独一无二的生命体。这些生命体有着各种衍生功能，可以蠕动、行走、直立、奔跑、展翅飞翔。人类这种生命还会说话、唱歌、跳舞、思考，创造出语言文字和各种工具，创造出这个世上原本不存在的更为复杂的事物。

另外，几乎所有的生命体都会不断繁殖出自己的后代，这是宇宙能量的原始动力，使得每个物种在千万年的时光长河中绵延不绝，并不断进化出更强大的生存功能，体现了生命能量信息运行系统强大的内在力量。

内含智慧具有巨大能量的生命DNA分子为了让自身在生命体内永

久性地延续和壮大，它们迫使个体生命在种种活动中寻求自我保护，趋利避害，以及寻求更优质的伴侣，通过繁殖来让自己的基因信息代代遗传并不断进化下去。

DNA控制下的生物个体，会从周围的环境中汲取符合自身需要的能量形态，把无生命的"材料"编构成有生命的个体，并借助这些能量，巩固和增强自身的复杂结构，获得更强大的生存和繁殖的能力。

生物"芯片"：DNA的生命运作

著名的奥地利物理学家薛定谔曾在《生命是什么》中陈述："有机体在生命周期中展开的事件，呈现出一种令人折服的规律性和有序性，这是任何我们业已见过的无生命物质都无法比拟的。"这位量子物理学家在一个世纪前的研究，揭示了生命有机体不同于其他物质运行的特点。

生命体所遵循的规律性和有序性，要比无生命物质复杂得多，而且无不受控于DNA这种高级生物分子所蕴含的时空能量信息。它赋予了世间众多生命以复杂、灵活多变的功能和形态。同时也赋予了不同生物体间基因与分子的相似性，共同构成食物链与生命生态系统。

DNA是所有生命程序的缔造者和肇始者。它藏身于每个生命体的每个细胞中，拥有强大的能量与操控能力，薛定谔将它比作一个小小的"中央机关"；染色体是DNA运作的"办公"场所，DNA中的基因则是各个"事务办公室"，负责处理生命体各部位具体生命功能的正常运转；每个细胞就像是遍布生命全身并借由一套通用密码极其方便地相互沟通协调的"工作站"。

DNA是一个极其强大的微观能量与信息运行控制体系，维持和调节着生命细胞的基本活动；同时也是一个包纳无限能量信息的时空函数集，遵循着宇宙一切物理规律与量子原理。

一切生命皆为多态的DNA生命，从大生态与大生命视野看，DNA

蕴含着宇宙一切分子能量信息形态和一切生命能量信息编构法则，并拥有宇宙一切能量信息沟通交流互动的内在机制。

DNA具有不同的时间和空间构象，而时空构象也是一种能量信息形态。DNA的不同时空构象，代表着不同的能量信息，编构出具有不同功能的蛋白质等生物分子，构建出具有不同功能的形形色色的生物细胞，以及不同功能的生物组织、器官和生命形态，决定着不同的生命学功能状态。

DNA作为结构A与能量X的统一体，对外界各种能量形式具有灵活的反应性、应对性、变化性及适应性，并以分子合成与分解作为行为表现形式，进一步表现为分子沟通与细胞交流互动行为模式。过度的负性能量信息事件会对DNA造成伤害。

正是因为这种生命微观世界内在的互动交流，以及与外在世界的交流和应对，故而地球上不同的环境会出现不同的生命物种与生命形态。

比如，生存在陆地上的动物，必须长出脚爪，或具备优秀的奔跑能力；生活在海洋中的大部分生物，就注定被水环境训练为"游泳健将"；生活在森林中的那些动物，则被训练出超级的攀爬能力。人类则被大自然和复杂的社会环境磨炼出充满智慧和理性的大脑，才能在这个地球上获得更好的生存机会。

地球上的生命体需要不断适应自己生存的环境，并由此逐渐让自己与周围环境达成一种相对和谐的状态。生命在适应复杂变化多端的环境中，身体结构不断进化和优化，不断繁衍与发展。

DNA是一切个体生命从生到死的内在时空控制系统，DNA自身拥有类似于大脑的"调控中心"，也似乎拥有自己的"意识"，是一个拥有自组织、自修复、自序化、自适应、自进化能力的微观宇宙系统。

DNA表观状态会随着环境的改变或变迁——比如周围温度升高，DNA就会出现相应的变化，以达到与环境的互相适应和平衡，这也是一切生物表观基因变化的一个内在根源。

不同构象、不同长度与丰度、不同功能的DNA分子，构建出地球上众多不同形态的生命体及物种。据统计，地球上大约有170多万种生物，其中哺乳动物约4200种，鸟类约8700种，爬行动物约5100种，两栖动物约3100种，鱼类约21000种，无脊动物约130多万种；在植物领域，高等植物约为25万种，低等植物约15万多种。这些万千生命形态及物种的DNA，又构成了一个巨大的地球宏DNA生态网络系统，反过来，这个宏DNA生态网络系统又影响着每个物种的DNA状态与发展。

不可思议的DNA"智慧"

生物界中有一种古老而神奇的单细胞生物——黏菌，它是一种无脑的原生生物，在地球上已经存活了几百万年。它们表现出来的感知事物和构建网络线路的"智慧"让人不可思议。事实证明，它们竟然能迅速地构建出完美的"城市交通线路图"，吊打人类的许多工程师！

对于黏菌，科学家做过不少实验。人们曾将黏菌放在一个巨大的迷宫中，在起点和终点处均放置黏菌最爱的食物。结果发现，黏菌在用触角多途径寻找食物的同时，会对各种路径进行判别，迅速确定一条最短路径，并放弃其他路线。

尽管黏菌没有大脑，却有超强的"记忆"。黏菌第二次在迷宫觅食时，它们不会浪费时间向已经探索过的地方发出触角，而是直接选择之前那个最佳路径，更快地奔向食物！

更令人震惊的是，黏菌还表现出了惊人的线路规划能力。它们的触角在觅食的过程中，通过伸展探索，可形成复杂的管道网。

日本北海道大学曾做了一个实验。研究人员利用黏菌避光的特性，用光斑模拟周围的海岸线和地形。然后用燕麦片在地图上标记出东京及其周边城市，其中最大块的燕麦模拟东京站，其他小块燕麦则被分散地放在容器内，对应东京铁路中的35个车站。一个昼夜之后，那些贪吃的黏菌将这些燕麦块连接起来，一幕神奇的现象出现了：黏菌走出的线路图与东京的铁路线完全一致。可是，这个铁路系统是日本顶级工程师花了很长时间才逐步优化出来的最佳路线规划，而黏菌只用26个小时就完成了。

这种单细胞生物之所以具有如此超强的"智慧"，其本质就在于这个物种在DNA能量场态所具有的超感知力量。

在海底同一片区域的无数珊瑚，它们会在同一时间进行排卵与排精，确保后代繁衍，这种"不约而同"的行为，来自珊瑚DNA之间的信息"互联"。作为特殊的宇宙能量信息系统，同一物种DNA之间、不同物种DNA之间会形成能量信息网络与能量信息场，在大生态能量信息背景层面具有一定的相互感应性、相互影响性，呈现出大生态的"集体无意识"以及不同物种的"集体无意识"效应。

DNA作为宇宙最复杂的一种能量信息运行系统，包含着宇宙各种分子能量信息形式。DNA有一个突出的特征，就是可以通过编构各种合成蛋白酶，利用周围物质元素，合成宇宙中业已存在的各种分子，实现从无形能量形态向有形能量形态转化，进而构建出万千生命形态。

DNA还可以通过编构各种分解蛋白酶，分解宇宙中业已存在的各种生物大分子，将它们最终降解为简单的化合物或物质分子，实现中医的"化浊"与"降浊"功能。

所有生命体内的DNA长短与表观丰度不同，造成不同生命体DNA内在构象上的差异，形成了不同的生命形式和形态。地球上生存着节肢动物，还有爬行动物，有长着翅膀飞翔在天空中的鸟类，也有长着鳍和鳃遨游在江河湖海里的鱼类……不同种类的生命体呈现着迥然相异的面目，但其DNA却具有同源性和极高的相似性。比如，人和黑猩猩的基因相似度超过98%，人和猪的基因相似度高达90%以上，人和鸡的基因相似度也有60%。

人类与地球上其他无数的生命物种，一起构成了庞大的宏DNA生态系统，共同构建了地球大生态DNA生物能量和生命信息场。人类为了自身生存，要学会珍惜和保护这个生物能量信息场，科学挖掘和开发使用这个生物能量信息场。

DNA包含A+X两类遗传信息

自然界"另类"的生命体

在城市的一些花坛或草坪里，有时会看到一片葱郁的三叶草丛，在微风中摇曳着。

一些好奇的孩子，往往会在那些茂密的三叶草的草丛里，俯着身子，寻找着什么。有时路过的大人会远远瞧见某个孩子突然惊讶而兴奋地站起来，举起手中刚刚摘下的一枚三叶草，向同伴喊着："找到了！我的这个，长着四片叶子！"

三叶草居然长着四片叶子？在孩子的眼里，那是神奇的。一些粗心的人可能从来就没有发现过，甚至一辈子都没有注意到这个细小的现象。

生物学家早在19世纪末就开始研究这个奇怪的生物现象。他们将这种不同于群体特征的个例现象，称为生物遗传学的表观改变，最终，他们归结到生物DNA分子上。

由于DNA分子所具有的复杂的多层次的遗传内涵，它注定会携带复杂多维多变的遗传信息。根据生物性状呈现的特征，生物学家将其划分为两类遗传信息。一类为传统遗传信息，用字母A表示；另一类为表观遗传信息，用字母X表示。

传统遗传信息，即DNA碱基对序列本身所表达的固有的生物遗传信息。它是从双亲获得的全部基因信息总和。通常它决定着一种生命的物种特征、个体的外观形态和基本功能，同时也包含着这个生命个体的生存能力、行为模式，以及相对稳定的生命周期。

表观遗传是指在DNA没有发生突变，即DNA序列本身没有发生结构性改变的情况下，其基因功能却发生了可以遗传的变化，并引起了生物表型的改变，抑或是生物体形态性状特征的变化。

生物性状是指包括生命体形态、结构、生理功能和行为等的一系列特征。生物表型是指那些具有特定基因型的个体，在某个特殊环境条件下所表现出来的生物性状的总和。

20世纪初期，丹麦遗传学家威赫姆·约翰逊发现了这种生物遗传现象，并进行了深入研究，从而创造出了"基因型"和"表观型"两个概念。

"基因型"代表着基因的传统遗传信息（A），"表观型"代表着表观遗传信息（X）。如果用一棵树来比喻DNA，基因型相当于树干树枝部分，表观型相当于花叶部分，四季更替，明显的变化是花开花落，变化不明显的是树枝与树干。

个体生命状态是基因型与表观型的统一体。基因型确保个体生命的基本构造与基本功能，表观型决定个体生命系统、器官、组织的不同功能状态以及健康、亚健康与疾病状态。

如果A代表前世，X则代表现世，我们改变不了我们的基因型A，但我们可以通过生命养护来改变我们的表观型X，进而达到健康促进与疾病预防目的，并影响个体生命的未来。

表观遗传：生物"个性"是如何炼成的

每位好奇的读者也许会产生疑问：为什么会有这种情况发生呢？这种不同于传统遗传特征的表观遗传信息变化又是如何产生的？

大量的生物学实验证实：在基因型相同的情况下，一些生物的表观型往往可以不同。

比如，将两株基因型相同的藏报春，分别放置在不同温度的环境里。在25℃的环境中，藏报春开出了红花；而在30℃的环境下，藏报春却开出了白花。

长在河岸边的水毛茛，即使在同一植株上，通常会出现两种不同形状的叶片。在水面上叶子为片状，在水中的叶子则为丝带状。

如果把两株相同基因型的水毛茛，一株放在水中，另一株则直接暴露在空气中，没过多久，在空气中的叶片没有变化，而在水中的叶片则变成了丝带状。水毛茛这种植物，在空气中和水中，呈现两种不同的表观型。不同的环境，诱导产生了水毛茛不同形态的叶子。

基因型代表了前世遗传下来的特征，表观型代表了现世的适应性变化。不同的表观型改变代表不同的生命状态与健康状态。表观型同样具有遗传性。

美国著名的埃默里大学，有位叫迪亚斯的生物学家，他做了一项实验，就是观察小鼠产生恐惧的过程及对后代产生的影响。他选择了一种有甜杏仁味的化合物——苯乙酮。他将一批雄性小鼠限制在一个充满苯乙酮的环境下，然后对它们每天进行5次中度强度的电刺激，如此连续3天。最后，这些雄鼠会对这些刺激产生恐惧，这个过程给这批雄鼠造成了一种特殊的神经条件反射——苯乙酮气味诱导恐惧反应。之后这批小鼠一遇到苯乙酮气味，它们就会僵住。10天之后，迪亚斯让这些雄鼠和正常的雌性小鼠进行交配，并生下一批新鼠。

等到这些新生小鼠成年后，这位生物学家发现，它们中大部分都会对苯乙酮有一种过敏反应。当它们遇到这种气味，身体就会僵住，这种情形与它们的父辈如出一辙。等到这批成年新鼠生下下一代，这些孙辈小鼠仍然会对苯乙酮反应过敏。

通过研究大脑发现，这三代小鼠都有一个共同的特征：神经纤维小球结构增大，其中苯乙酮敏感神经元增加。这位生物学家得出一个结论：苯乙酮气味诱导的恐惧神经反应模式成功通过DNA表观遗传机制传递给后代，实现代际传递。

这种受到环境刺激后形成的生命特征会代代遗传下去，它属于表观遗传。进而他推测，人类祖先从前的生活环境、受教育程度、生活习惯，以及遭遇的经历等，这些都可能会通过表观遗传对后代产生一定的影响。

这种遗传特征的改变，不是因为DNA突变造成的，而是源于DNA上某些能量信息构象的改变，进而引起生命细胞结构、功能与行动的改变。每个人类个体都不同程度存在这种遗传现象，进而造就不同心理神经反应模式、千差万别的个性特征，甚至慢病发生发展的内在潜隐机制。

这个实验给我们一个十分重要的提示，孕妇之前经受的应激事件所形成的应激神经反应模式，也会通过表观遗传机制传递给胎儿。反过来讲，如果在孕前与孕期，通过某种训练建立起来的良好心理神经反应模式，同样也可以遗传给胎儿，进而为新出生的后代赋予防病抗病的积极素质。

表观遗传特征是生命体为了适应其生存环境的一个产物，通常是受某种特定环境的刺激后形成的稳定可遗传的生命性状。它是基因型（传统遗传信息）和环境交互作用的结果，是DNA开合的"花朵"，与DNA内在能量信息时空构象密切相关。

简而言之，它是特定的基因型生物在一定环境条件下的个性化与适应性表现形式，而且，DNA表观遗传及表观型的动态变化，也造成了生命器官组织功能以及健康状态的动态变化。这个变化具有不同的维度、不同层级。从这个角度讲，人类完全可以用有益于人类健康的各种训练，不断让自己的DNA开放出有益于健康的灿烂"花朵"。

十月怀胎，营养摄入对胎儿生命形态生长与发育固然重要，但在这个过程中，母亲积极的心理与人格训练，对胎儿积极健康的心理神经反应模式塑造同样重要。

目前，人们不难发现，越来越多外观正常的儿童，他们的心理神经反应模式却不正常、不健康。所以，要让人类DNA如鲜花般绽放，要让人类心身越来越健康，需要从十月怀胎心理自主反应模式训练开始。

每根枝条上，没有两瓣相同的花朵

每个生命个体，它的形态和性状，既取决于传统遗传信息A，同时也受表观遗传信息X的影响，这两者是相辅相成的。每个生命的面貌和状态，都可以说是A+X的综合表达，是两种遗传信息共同造就的。

由于每个生命体生存的环境是复杂多变的，受到的环境刺激或影响也会多种多样，而表观遗传特征是随着环境对生命的影响而产生的，再加上维持生命的基本功能以及适应性功能基因开合的表观变化，那么，同一种生命在不同时间、不同环境也必然会出现极其复杂的表观特征，DNA也呈现出多样化的表观变化，即：X可以有N种变化，表现为每一种生命可以具有多重状态。

同样一个人在不同时间、不同环境、不同心境下，其甲状腺功能、肾上腺功能、肝脏解毒功能等具有不同状态，这必然使这个人出现不同健康、不同亚健康和不同慢病状态。

这些不同的表观变化，无不验证着个体生命具有神奇、可调控的多重状态，这是健康促进与生命养护的真谛所在。

表观遗传变异的"内在秘密"

一位年轻的母亲怀孕时，总是期待自己孩子能健康正常地出生。更不愿意看到出生的孩子有莫名其妙的兔唇、色盲……人们总是恐惧于基因突变，害怕突变后的孩子容易出现畸形。非正常发育的胎儿总是让人望而生畏。

这些基因型基因突变的出现，本质上源于DNA复制出现了错误运算，即基因碱基序列在复制过程中出现了"意外的失误"。

当然，DNA复制的错误率是极小的，一般而言，在复制10^{10}的核苷酸过程中才会出现一处错误。人类基因组有约31.6亿个碱基对，每分裂完三次才会出现一次错误，而且这些突变大多数是在非基因区，也称为"沉默突变"，它们对生命机体几乎不会产生影响，所以自发突变的概率整体上是很小的。另外，DNA还具有极其强大的自我修复机制与能力，确保DNA突变不会影响生命正常运行。

生物表观遗传变化与基因突变有着本质的区别，它的发生率较高。实际上，每一个生命个体都必然会发生表观遗传学变化，这是生命适应现世环境的必然机制。

生物表观遗传变化的调控机制主要包括：DNA的甲基化，组蛋白甲基化和乙酰化、非编码RNA等。生物表观遗传变化通常是多种环境因素与心理因素影响的结果。

实验研究发现，长期用高脂肪食物来喂养雄鼠，雄鼠后代胰腺组织的DNA上会出现一些特殊的甲基化合物，生物学家称之为"异常甲基化"。长期用低蛋白食物喂养雄鼠，其后代的肝脏中的胆固醇基因发生甲基化改变。在糖尿病前期小鼠的精子细胞DNA中，往往会发现异常甲基化，而其后代发生糖尿病的风险，也相应比其他正常小鼠增加了许多倍。

甲基化是核酸一种重要的功能修饰，可以调节基因的表达和关闭。DNA并不是生命调控的唯一源头，DNA之上还有调控机制。基因甲基化，就是这种机制之一。而DNA甲基化与去甲基化就像基因之花的"一开一谢"。

DNA甲基化能引起染色质结构、DNA构象、DNA稳定性，及DNA与蛋白质相互作用方式的改变，从而控制基因表达。DNA甲基化往往会关闭或"冻结"某些基因的活性，相反，去甲基化则会诱导基因的重新活化和表达。

表观遗传另一个调节机制则是通过小RNA（非编码RNA）来进行的，比如，在动物大脑中可以产生某种新的RNA分子，这些RNA分子进入细胞，产生功能选择性作用，从而影响基因表达，比如，诱导某些基因片段激活，最终影响DNA功能和基因开合。

　　生物表观遗传调节还有另一条组蛋白途径。组蛋白是包绕在DNA周围的一类蛋白质。组蛋白的甲基化和乙酰化会影响DNA的表达。乙酰化是指有机化合物分子中的氮氧碳原子上引入了一种叫乙酰基的生物化学反应。

　　那么，生命又是如何调控表观遗传中的DNA甲基化、组蛋白甲基化和乙酰化以及小RNA生成的，这些机制研究还远未开始，它可能涉及更深刻的生命学内涵。当然，随着科学研究的不断深入，也许还会发现其他的表观遗传调控机制，让表观遗传内涵更加丰富多彩。

　　无论生命的内在运行机制如何，地球上每个生命的性状特征，都是由传统基因遗传信息和表观基因遗传信息共同打造的，两种遗传现象交互整合与融合、多态叠加，共同造就了生命的万千状态。

DNA穿越时空的隐秘"能量"

可以穿越时空的DNA

在宏伟的埃及金字塔下，那些陈列在密室的包裹密实、体形完整的法老木乃伊，在千年之后的今天，还能复活吗？毫无疑问，它们不可能再度呼吸，更不可能站起来。那些被做成标本的各种蝴蝶，躯体的所有细节都完整无缺，在现代生物技术下，它们还会重新展翅飞舞吗？无论如何，它们也是不会复活的。那么，那些被封埋在地下千百年的植物种子，在21世纪的今天还会重新发芽、开花、结果吗？

这是一个真实的故事，也曾是一个惊人的新闻。

2017年，北京圆明园进来了一支考古队，他们是某文物研究所的工作人员。偌大的圆明园里分布着不少可供欣赏游览的御花园，长春园是其中之一。长春园东南角坐落着一处僻静的如园，那是乾隆年间建造的一所园子。园内布置着清瑶榭、含碧楼、延清亭、含翠轩等绝美的景观。可惜历经战火的焚毁，如今这里只剩下一片荒凉的遗址。

当他们的脚步移到这片荒废已久的角落，在这片看似平淡无奇的如园遗址上，这些考古队员好奇地探索着，小心翼翼地挖掘着，这里居然埋藏着一些不为人知的宝贝。

除了其他文物，他们还挖出了一罐被封存在地下的古莲子，总共有11枚。这片土地当年曾被八国联军一把火烧成了焦土，于是这罐古莲种子便沉睡在了地下。

幸亏来了这个考古队，这些古莲子得以重见天日。经过与圆明园管理方商议，这些种子全部被移交给中国科学院植物研究所，由一位资深实验师保管并尝试培育。

这11枚种子，其中3枚通过同位素测定，用来推算年份。其余8枚古莲子则被用来培育。结果，这些来自圆明园的古莲子，除其中2枚由于内部破损，没能出芽，其余6枚种子皆发芽长出了碧油油的枝叶，最终开出了绯红的荷花，并结出了莲藕！自此以后，每年它们都如期盛开。2019年7月，这些百年古莲再度如期盛开，立即吸引了众多游客前来圆明园参观。这是一个匪夷所思的奇迹，这些种子，跨越漫长的历史时空，竟然能有如此强大的存活能力。

无独有偶。20世纪下半叶，一批考古人员在2000年前的一个墓葬里，发现了一个密封的铜罐，铜罐在土里早已生锈。让人惊讶的是，罐子里竟然保存着一批种子。后来，一些专家将其中一些种子植入土壤里，定时浇水，并且保持一定的温度，结果，让人震惊的事发生了，从土壤里冒出了嫩绿的叶片——这些这种子发芽了！更不可思议的是，幼苗渐渐长大，几个月后，它绽放出五瓣花朵，到最后居然长出了一株株亭亭玉立的玉兰树！

被封存了2000多年的种子，在沉睡了漫长的时光之后，居然在21世纪这个遥远的后世复活了。玉兰树DNA实现了一次难得的时空穿越。

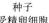

种子
受精卵细胞　　DNA激活　　DNA+温度+湿度　　多细胞分化　　结构化合物　　树木

给予温度、水分、土壤，穿越2000年的种子就会复活、发芽、成长为树木

被封存的古老种子其实并没有死去，因为种子内部，蕴藏着我们早已了解的叫作DNA的"生命程序"。它被封存在干燥密闭的罐子里，没有阳光和水分，在地下低温环境下，种子丧失了发育和成长的

土壤和条件，它的生命进入了休眠。在种子沉睡的这段漫长时间里，这个种子生命程序不过是暂时处于"待机"状态。

当后世的人们将它放置在温暖的土壤，给它提供水分，空气和阳光，那么这颗穿越了2000多年的种子内DNA生命程序就被唤醒与开启，能量再次在DNA中流动，它的生命力也就被再次"激活"，重新启动了这个植物原有的生命周期。

现实世界的任何一个生命体的DNA，其本身就是一个连续时空穿越体。个体生命的存在形态会凋零死亡，但它内在的DNA却通过受精卵（种子）持久恒存，并通过无数不同的个体生命，代代相传，繁衍着、延续着，永不间断，除非这个物种因为某个巨大的灾难而彻底灭绝，比如恐龙。

随着试管婴儿技术的深入发展，人类已经研究将精子、卵子以及受精卵进行冰冻封存，以待以后重新解冻再造生命，实现人类生命超时空穿越与繁衍。

DNA能量的寂灭与活化——DNA复活

生命个体会经历死亡，而DNA分子却能以繁衍复制的方式，代代相传，穿越时空。那么，DNA分子自身会死亡吗？

一只飞翔的蝴蝶，和一枚刚制作完成的蝴蝶标本，它们有什么区别呢？仅从外观上看，它们是一样的，但飞翔的蝴蝶是活的，可动的，具有鲜活生命的一切特性；而作为标本的蝴蝶则已经死了，一动不动，因为它丧失了能量流动与生命力。

活蝴蝶与标本蝴蝶，它们的外观形态和身体构造相同，如果解剖开来，组织结构也一样；如果对它们取样进行测序，测得的DNA序列也是一样的，但一个是活的DNA，一个是死的DNA，活DNA与死DNA有什么本质区别呢？

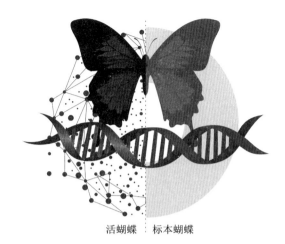

活蝴蝶 ┆ 标本蝴蝶

死蝴蝶与活蝴蝶外观一致、取样测得的DNA序列一样，
但一个是“活的”DNA，一个是“死的”DNA

　　这个问题涉及DNA的能量构象、DNA的能量流以及支撑这种能量构象与能量流的细胞内在环境。目前，生物医学研究尚不能给予清晰的解释。

　　碱基序列是生物DNA必不可少的硬件构成，生命密码蕴藏在这些碱基序列中，也是每个生命外在形态与功能特征的内在源泉。不同的碱基序列意味着不同的程序信息和能量构象，从而造就不同的形态、结构与功能。

　　DNA作为一个能量信息运行系统，具有持续内在的能量信息流。打个简单的比喻，如果将DNA比作一个供电系统，DNA的碱基序列就像系统中那些复杂的线路板及线路；DNA的能量信息则相当于电流。当DNA的这些“硬件”中有相应的电能在贯通流动时，才能让那个供电系统运行，让一架机器正常运转。供电线路和电流这两个方面缺一不可。

　　DNA本身具有不同的能级状态，它关乎个体的生命状态与健康状态。过度低温使DNA能级下降到一定级别，DNA活动就会停止，生命就会进入"冬眠"状态，这种变化可能体现在DNA键能级别与DNA构象变化上。就像冬天里的那些花草树木：花瓣凋零、树叶枯萎、枝条枯槁，呈现出一片死寂的生命状态，当温度再度上升，它们再次抽枝发芽，开始复苏。

一些动物，比如蛇、蛙，冬天会冬眠，不吃不喝，一动不动，沉睡好几个月，等到春暖大地，它们开始复苏，开始进食，开始活动，它们的生命又进入了正常状态。

当一个生命体被干燥封存、真空隔绝等，做成了生物标本，其体内的DNA能量级别达到了最低，即非生命级。

一般而言，个体生命一旦死亡，注定无法复活。它体内的生物分子如蛋白质、脂肪、糖类等，以及所有的组织器官，已经完全丧失了生物功能，细胞完全终止运转，DNA陷入停滞状态。

活细胞是DNA得以保持活性状态的场所，也是实现其一切基因运行与表达的生物环境。在标本状态下，没有水分子，内部没有任何活性生物分子的支撑，细胞没有电活动，DNA能量流也完全消失，整个生命体处于一种彻底"死寂"与"报废"状态。

不过，这个死去的生物标本体内的DNA分子仍然具备被活化的全部内涵，以及重新克隆生命的全部潜能。在现代生物技术下，DNA分子可以被单独提取出来。由于生物标本完全脱水，DNA没有遭到蛋白酶降解（蛋白酶需要水分才能激活），也就使得DNA的分子结构能长期保持较为完整的状态。

将提取出来的生物DNA，放置在另外一个活细胞的环境中，就会为DNA提供一个新的活动场所和能级激发条件。当提取出来的DNA分子，通过一定的生物科学技术，在一个新的活细胞场所中进行能级跃升，就可以重新培育诞生出一个与之前那个标本生物完全相同的新生生命。不过它已经是另一个新个体了，而不是原来的那个生命个体，新生生命的内核源自那个已经死去的生物标本。

原来那个生物标本虽然不能复活了，但是那个标本体内的DNA可以通过活化和克隆技术，仍然可以孕育出一个新的生命，DNA再次复活了。

这个新生命与那个死去的作为标本的生物，在生命形态与功能上具有很高的相似性，因为它们拥有完全相同的基因。不过新生命并非那个标本生物体的"后代"。从某种角度而言，新生命是标本生物生命周期的第二轮延续。

对于濒临灭绝物种的保护和延续，以及推动现代食品产业发展，生物克隆技术具有极为深远的意义和价值。但对于人类生命个体或社会秩序而言，生物克隆具有巨大的潜在危险与危害。在生物学领域，克隆人研究是被各国政府严格禁止的。

植物种子作为一类受精卵，由于具有一定的特殊结构和多重护层，本身具备保护DNA活性和穿越时空的能力，所以在一定的环境条件下，它们是可以复活的，再度萌发成长。其中，足够的水分与适宜的温度、土壤、阳光，是植物种子DNA得以活化的必要条件。

DNA活化还需要其他条件，这是一种极其复杂的物理、化学反应和能量过程，甚至涉及分子间的能量交互和传递。

被封存的生命种子的DNA能量，通过水、温度及外在手段被提升到一定的能级，就变成了有活性的DNA分子。有活性的DNA分子在相应蛋白质交互作用下，其内在的能量信息程序重新"启动"，就会恢复自身原有的生命功能，那么这粒种子在适宜的环境下，就会再次复活和萌发，再度成长为一个生机勃勃的生命。

DNA的"善"与"恶"

日常生活中，一个人在健康状态下，往往精神矍铄，生龙活虎；一患得病，这个人便萎靡不振，病体奄奄，丧失了一个正常人应具有的精气神。所有生命，尤其是人类，在享受健康带来的福祉与自由安逸之外，有时却不得不承受疾病的折磨和煎熬。生命状态中的健康与疾病，归根结底，与我们体内的DNA息息相关。

DNA蕴含"善"与"恶"双重内涵，它是生命健康与疾病的"开关"。

一个受精卵，最初通过母体孕育并吸收外界营养和能量，在DNA生命程序一步步指令和控制下，它持续地编构，最终塑造出一个健康的生命体，充分显示了DNA的"大爱"与正性力量。一个成年生命体的体细胞，其来源于受精卵细胞的分化，拥有相同的DNA蓝图，却会因为某些因素的干扰或影响，演变发展成为一个恶性肿瘤细胞，当它恶化到一定地步，出现无限增殖特性，往往能毁灭一个生命，又充分呈现出了DNA被潜藏与被封存的"大恶"与负性力量。

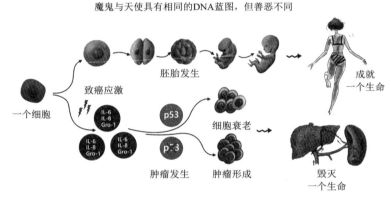

魔鬼与天使具有相同的DNA蓝图，但善恶不同

一个受精卵可以成就一个健康的生命；
一个体细胞，拥有相同的DNA蓝图，也可能发展成为恶性肿瘤，
毁灭一个生命，显示DNA具有善恶不同的内涵与功能状态

健康与慢病，诞生与死亡，不同的健康状态，不同的疾病状态，都系于同一套DNA。这显示了DNA具有"善与恶"多重内涵和功能状态。既可以显示出塑造生命的"大爱"，也可以显示出毁灭生命的"大恶"，所有这些信息能量全息地蕴藏在同一套DNA中，蕴藏于生命体的任何一个细胞之中。

DNA作为双螺旋结构生物分子，是"善与恶"的统一体，包含"善"与"恶"两大类基因信息数据库，在不同的生命状态下，可以编构出生命多重"善与恶"分子网络系统，通过细胞分裂增殖，以及生化合成或分解等功能，呈现出"善与恶"多重细胞行为，进而编构出生命体不同的健康、亚健康与慢病状态。

世间万物注定都具有阴阳两面性，即使生命微观世界中的DNA，也不例外。这两类性质相反的基因内涵，同时共存于DNA中，相互对立而统一，形成正与负、阴与阳持续不断、此消彼长的动态平衡，也促使生命体状态始终处于从积极到消极、从健康到慢病、从良性到恶性这两个"端点"之间游移动态变化中。

种种迹象表明，一切生命归根结底，生于DNA机制，死于DNA机制；健康来自DNA机制，慢病也来自DNA机制。DNA中蕴含着启动生命编构与终止生命过程的双重信息程序，蕴藏着维持生命健康与让生命罹患慢病的多重信息内涵。

那么，控制DNA善恶多重表现的内在生命学机制又是什么？

我们已经知道，人类大部分慢病，往往跟DNA表观基因不无关系，而DNA表观基因开合与拷贝数又跟环境、心理不无关系。在这些表观调控因素的影响下，不同染色体片段上的基因活性状态就会受到不同程度、不同层次的调节，阻断或激活，增强或抑制，进而引起生命细胞以及生命机体功能出现不同程度、不同层次的变化，甚至出现某些新的性状及新的行为方式。

人体根据外部环境的不同影响，产生不同应激，再通过心理自主神经反应模式，传导到细胞，导致DNA表观表达出现不同变化。一般情况下，人类的细胞行为方式随着环境、心理的改变都是短暂的、临时的。只有当环境与心理因素对生命体产生了深刻而持久的影响，才会导致DNA表观基因永久性变化，导致异常表达，进而对细胞和生命功能产生持续影响，使得生命出现异常状态，最终导致亚健康或疾病。

越来越多的研究证明，心理的改变，情绪的波动，可以引起DNA表观改变，进而导致生命状态出现异常。其实大多时候，是环境改变造成了心理改变，心理改变造成了表观基因变化，表观基因变化造成了生命状态改变。

有专家指出，目前70%以上的慢病与情绪相关。相由心生，不良的情绪会产生不良的DNA表观改变，进而通过合成不良的功能分子与结构分子，产生不良的细胞行为与细胞形态，造成不良的健康状态。相反，积极的情绪则会产生良性DNA表观改变，合成良性功能分子和结构分子，产生良性细胞行为与形态，产生良性健康状态。心生"善念"可以激活"善"性表观基因，合成"善"性生命分子，个体生命细胞功能与免疫力会增强，由此产生治病防病效应。中医认为，善念与善行能补生命之阳气；心存恶念，就会引发"恶"性表观基因激活，启动"恶"性生命分子合成，产生致病效应，所以恶念与恶行，能伤生命之阳气。

保持宽宏仁慈的心态和胸怀，修炼心生善念的能力，拥有大爱之心，对一个人的健康与人生具有十分重要的意义。

肿瘤基因的开合之思

200年来，生物医学对生命的研究不断从宏观向微观深入，从大体解剖到组织解剖，再到细胞解剖，直到今天的分子解剖，研究越来越细微、越来越精准。让我们发现了大量的分子、基因，以及它们神奇的性能和特征，人类生物医学发展，由此进入了分子与基因时代，深入到分子与基因的浩瀚海洋。然而越是深入，我们离生命整体似乎越来越远，越发困惑和茫然。

分子生物学家与肿瘤学家每发现一个肿瘤基因，就会企图开发一个肿瘤基因治疗方法，或封堵，或敲除，或反义，等等，不一而足。但截至目前，肿瘤基因治疗并未取得什么可预见的效果，人类肿瘤发生率仍在持续攀升，新的肿瘤基因仍在不断被发现、被公布。似乎人类要得肿瘤，总会找到新的基因路径，似乎无穷无尽。而人类会得肿瘤的真正原因是什么？DNA之上调控肿瘤基因开合的机制究竟是什么？它应该是基因之上的宏观生命学内涵，应该是心理学与中医学所揭示的宏观生命学机制，只是人类尚未深入研究与探清罢了。

从本质上说，癌症是一种基因病，它与基因的变异、缺失等息息相关。

据研究，人类70%以上的癌症是可预防和避免的，极度不健康的生活方式、极度不健康的心理与情绪状态，等等，都会诱发肿瘤基因变化。很多肿瘤是在极度消极或极度负能量条件下得以发生发展的。只要我们培育积极心理，构建健康积极的生活方式，并采取相关肿瘤预防计划，充分提升我们的正能量，那么，癌症就很难侵入我们身体。

DNA对外界具有反应性

季节与温度：DNA的"红绿灯"

暖春之季，花朵次第盛开；凉秋时分，树叶纷纷飘落。蛇在寒冷的冬日会进入漫长的冬眠，到春天苏醒时节会苏醒。候鸟还会根据季节和气候的变化，每年进行迁徙。它们会根据环境、季节、气候和温度的改变而改变自己的行为方式。比起那些无生命的物质，这些生命体内在的活动和对外界环境的适应更灵活多变。

一切生物的适应性改变，都与DNA这个生命程序息息相关。对外界的适应，只是DNA众多复杂功能中的一个。

DNA的能量状态与功能分级可以随着自然环境的温度等变化而变化。在不同的气温下，在不同的冷热生存环境中，生命DNA分子的构象、能态和表观状态也会随之出现不同的变化。

比如，鳄鱼的性别就是受环境温度影响的典型例子。鳄鱼卵的孵化温度如果低于摄氏30度，孵化出来的全是雌性鳄鱼；如果环境温度高于摄氏34度，则孵化出来的全是雄性鳄鱼。另外，比目鱼在高温环境下全数变成雄鱼，在低温环境时全部变成雌鱼，在适宜温度时，则雌雄比例一半一半。热带罗非鱼的性别，是由一些受环境因素组合影响的"数量性状基因座"共同作用的结果。还有一种石斑鱼，每只雄鱼会带着十几个雌鱼一起生活与传宗接代，一旦这只雄鱼死亡，这些雌鱼必然会有一只变为雄鱼，继续传宗接代。

在寒冷的冬天，在温度对生物DNA程序影响和对生命能量影响下，蛇、蜥蜴等这类动物会进入冬眠状态，整个生命状态就会处于一种"休止"状态，它们表面上没有任何活动迹象，身体能量消耗和化学反应也处于极低的水平；而到了春季回暖的时节，DNA生命程序随之开启"能量按钮"，这些动物便会出现复苏，它们的体温上升，身体重新恢复活力，觅食、交配、繁殖后代，等等。在交替性季节和温度的影响下，动物界的生命活动呈现出一定的周期性特征。

在不同的季节和气温下，许多动物或植物还有其他不同的生命状态改变。比如，大部分草木会在春夏时节萌发并变得茂盛，而在秋冬开始枯萎和凋零。树上的树叶在春夏时呈现出嫩绿或深绿等颜色，在秋冬时则会呈现出黄色或红色以及其他颜色。秋天的银杏叶会呈现出金灿灿的黄色，枫叶则呈现出鲜艳的猩红色。白鼬会在寒冷的冬天里换成白色的皮毛，在温暖的季节里换成棕色的皮毛。还有一些动物，在某些固定的季节里，会出现蜕皮等现象，这些都是环境因素对不同生命体DNA影响的不同外在表现。

不同的季节，犹如生命DNA的"红绿灯"，DNA会根据季节和温度变化，进行着不同的生命状态行止调节。也正因为如此，在不同的季节与气温下，地球上的生命状态和外观形态才千变万化，丰富多彩。

DNA内的"隐形时钟"

在南美洲的危地马拉，有一种色彩鲜艳的第纳鸟，它们有个有趣的习惯：每隔30分钟就会"叽叽喳喳"地鸣叫一阵，时间误差只有15秒！周围的居民发现了这个奇特的现象，便以它们的叫声来推算时间，称其为"鸟钟"。

在非洲的森林里，也有另外一种奇特的报时虫，它每隔1小时就变换一种颜色，生活在那里的人们就把这种小虫捉到家里养起来，用它们这种准确固定的变色来推算每天的时间，称作"虫钟"。

不仅动物界，在植物中也有类似的现象。南非有一种奇异的阔叶树，它的叶子每隔两个小时会翻动一次，因此当地居民称其为"活树钟"。在南美洲的阿根廷，有一种野花，每到初夏晚上8点左右便纷纷开放，人们觉得它能报时，称它为"花钟"。

在整个大自然中，还有其他许许多多的动植物，连微小的细菌，甚至某些单细胞生物，都存在着一些有趣的规律性现象，就像时钟报时一样精确，充分显示了正常生命DNA内在的节律性变化。

其实，地球上所有的生命活动，几乎都是按照某种固定的时段进行的，仿佛生物体内存在着一个"隐性时钟"，在暗中提醒和影响着生物体的运行状态。即在不同的时间段，各种生物会进行相应不同的生命活动，DNA也相应处于不同的表观功能状态，从而形成一种相对稳定的生命活动规律。

早在19世纪末，科学家就注意到了生物体内具有"生命节律"的现象。国外一些医生和心理学家，通过长期临床观察，发现在病人的病症、情感以及行为的起伏中，存在着一个以23天为周期的体力盛衰和以28天为周期的情绪波动规律。后来，根据其他大量实验数据，科学家将体力、情绪与智力盛衰起伏的周期性节奏，绘制出了三条波浪式人体生物节律曲线图。

如今，科学研究已经证实，每个人从出生到死亡，体内都存在着多种生物节律（也称生物钟），比如体力、智力、经期、血压、情绪等，它们在不同的时间段都会呈现周期性变化。这一切都是人体的生物钟，对人体内的各个器官组织功能，以昼夜24小时为周期发挥作用。比如在不同时段，人的体温会发生相应的变化，因此通过测量体温的变化，也可以了解自己的昼夜节律。

生物体之所以具有这些显著的规律性生命现象，是因为生物体内"生物钟"这个特殊的生理机制。也就是说，从白天到夜晚，在一天24小时的时间周期内会形成一个生理周期节律，它与地球自转相吻合。它就像是生物体内的一种无形的"时钟"，本质上是生物体生命活动的内在节律性，是由生物体内的时间结构序甚至更大的宇宙时间结构序决定的。

作为万物之灵的人类，同样受着这种生命节律的支配。我们每天都会按照一定的时间点去睡眠或苏醒，进行相应的生存活动和休息。每个人的睡眠与觉醒都有一定的节律。大体而言，人类的生命功能与状态具有节律性。

在清醒状态下，我们的身体和精神充满精力和激情，会做出高效的活动；在休眠状态下，我们的显意识与躯体活动下降，而潜意识与内脏活动则会增加，日常生活中的这种现象都证明着生命的规律性，也体现着生物钟对我们生命状态和活动的影响。

生命状态的节律性和生物钟，也与DNA表观变化密切相关。DNA功能状态与表观呈现也随着年月日时和生命周期的进展而变化。反过来，DNA节律变化也影响着生物钟的不同形态与节律，进而控制着生命的活动，包括进食、消化、睡眠、苏醒以及脏腑生理功能，等等。

草木萌发、动物成长、人类衰老、青春期和更年期到来，以及女性月经和周期性排卵等，每种生命都有相对固定的生、壮、老、死等生命阶段和一定的生命时限。按照目前比较流行的说法，人类最长寿命可达150岁（当然，现实中大部分人平均寿命为七八十岁），一些大的哺乳动物，熊和虎能活40～50年，有些乌龟可以活到上百岁（大部分乌龟可活几十年），大型海鸟信天翁的平均寿命为50～60年，仙鹤可以活到60多岁，大型鹦鹉可以活到100岁左右，小型动物猫、狗、狼、狐狸等可活10～15年，更小些的松鼠和野兔能活10年，而蜻蜓的寿命是4个月，蟋蟀的寿命只有一季，蚊子只能活2个月，蜉蝣的生命只有1天。

所有的生命都具有不同的生命期限，同时也意味着每个生命个体的生存不会超越自己种族的最大寿命，生命都有内在的时限控制。这种宿定的生命时限（或生命长度）是这个物种诞生和长期进化的结果，最终是由其DNA程序中内在的生物钟来控制的。这可能与DNA的长度和丰度相关，目前，关于这方面的研究还很少。

从微观层面上讲，DNA表观表达也有其自身内在的周期性变化与调节，我们称之为DNA生物钟。DNA能量状态也会随着生物钟在24小时（或十二时辰）有一个周期性的变化。

目前认为，个体生命的生物钟中枢位于大脑下丘脑的"视交叉上核"（SCN）和间脑顶部的松果体。视交叉上核是哺乳动物脑内昼夜节律的"起搏器"，松果体是哺乳动物生物钟的调控中心。

通常眼球内的视网膜细胞可以感受外界一天光照强度的变化，并将信号持续地传到大脑SCN，收到信号的SCN会及时刺激松果体，使松果体在不同时段分泌不同量的褪黑激素。由此，褪黑激素的分泌就受到光照和黑暗程度影响。昼夜中光照与黑暗程度的渐变和周期性变化，就会引起褪黑激素分泌量相应出现昼夜节律性变化。

实验证明，褪黑激素在血浆中的浓度在白昼降低，在夜晚升高。松果体通过褪黑激素这种昼夜分泌变化，向中枢神经系统发放"时间信号"，进而产生人体生命状态周期性和节律性变化。

人类活动自古便是日出而作，日落而息，并随着四季的更迭改变相应的劳作方式。在人类长期活动和进化过程中，人体生物钟有了牢固的DNA"记忆"，由此形成了相对稳定的周期性变化规律与节律。

快乐或悲伤：影响DNA的心理事件

国外曾有一项研究成果显示：有幸福感的修女90%在年过85岁时仍然活着，而没有幸福感的修女只有34%活过了85岁。这个统计数据证明，一个人心理越健康，身体越健康，一个人的寿命也就越长久。

我们在每天的各种报道中，会看到一些不幸事件、一些意外死亡，等等。这些措手不及的悲剧事件、危机事件往往给当事人造成巨大的心理阴影，心理学家称之为"心理创伤"，具有抗压抗挫能力的人、具有积极心理素质和心理弹性的人，能够很快从不幸情景中恢复过来，而一些意志薄弱的人就会长期郁郁寡欢，甚至病体奄奄。

美国哈佛大学学者用40年时间，对204位成年人做了跟踪调查，发现在21～46岁心理健康状态良好、过着舒畅生活的59人中，只有2人在55岁时得了重病，其中1人死亡；在同一时期内，那些心理有严重问题、长期过着沮丧生活的48人，都在55岁之前死亡。

　　大量的研究证实，过度压力、过多应激事件、严重不良情绪等会引起DNA损伤，产生疾病。

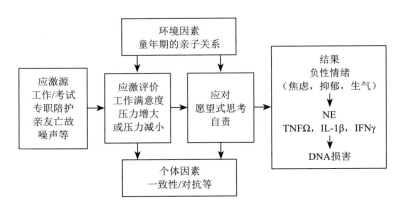

压力与不良情绪可以引起DNA损伤

　　有一项针对65～80岁冠心病人群的研究，根据病人的心理评估，按照乐观指数分为上、中、下三个观察组，结果发现乐观指数处于最下边的冠心病人组发生心梗的比例是处于最上边冠心病人组的两倍之多，各观察组其他生活状态、饮食、睡眠与运动情况相同。这项研究进一步说明，心理可以影响心脏血管细胞行为与DNA表观功能状态。

　　英国和美国学者在不同时期研究发现，快乐、抑郁等人类情感模式可以遗传，并且快乐或抑郁可以影响DNA的表观遗传。父母在怀孕前及孕期的心理情感状态会直接影响到下一代的性格和心理特征。

　　父母不同的心理应激状态，会影响DNA表观信息变化，进而会形成表观基因遗传，在后代的基因中留存。因此，一个人身上罹患的有些疾病，往往可以在父母身上找到某种痕迹。也就是说，疾病也有所谓的"前世今生"，以及"因果代际累积效应"，即医学所谓的遗传性。

一个内心平和、理性持重的人，他体内的DNA表观变化是相对稳定的；一个抗压抗挫能力差、过于情绪化的人，内心波澜起伏，心理波动频繁，而且幅度大，很容易造成DNA表观信息的剧烈变化，使他的DNA功能状态与细胞行为处于极不稳定的状态，容易诱发生命事件，比如血小板风暴、免疫风暴等，进而引发健康问题。

因此，一个人如何在各种烦扰中保持心情平和，宁静虚无、虚灵空静、空明澄澈，显得尤其重要。

不同环境下的生物"伎俩"

我们曾惊讶于枯叶蝶与秋天枯萎的树叶外观如此相似，以至于我们很难发现和分辨它们的身影。我们也惊讶于那些胖乎乎的豆青虫的全身与洋槐树上绿色的树叶如此相像，以至于我们也很难发现它们的存在，它们便能安全蜕变成长为枯黄色的豆天蛾。我们同样会惊讶穿梭于油菜花里的飞蛾或那些细长腰的蜻蜓，它们黄绿色的翅膀停驻在花蕊上，让孩子难以发现和捕捉。

一个是自由行动的动物，一个是安静的植物，这两类差异巨大的跨界生物，却能保持这种一致性。这些小家伙与树叶或花瓣的高度相似性，让人匪夷所思。这种现象，生物学家很早就发现了，称之为"拟态发育"。

自然界一些动物，尤其是昆虫，具有能够根据周围环境，进行相应的拟态发育的神奇能力，比如螳螂、蚂蚱、蝴蝶、尺蠖等可以模仿树叶或树枝的形状与颜色，将自己的身体外形发育为相应的形状与颜色。螳螂会呈现出绿色的细长树叶形状甚至花瓣形状，枯叶蝶则呈现出枯叶的形状和颜色，等等，这样便有利于这些生物种群在这样的生活环境下安全生存和长久繁衍。

拟态发育现象，就是指一种生物可以模拟环境中的其他生物形态或外观从而获得更好生存的现象，它是一种生物适应环境生存的现象。

这种现象在昆虫界极其普遍。生存在沙漠或荒原上的昆虫，大部分的肤色都呈现出土黄色，与大地的颜色接近；生活在草原上的昆虫，则往往以青色或绿色的肤色居多。

昆虫的拟态对象大致可分为三种：一种是对捕食者而言是不可食、不好食或有毒的生命体形状或外观，从而让天敌受骗，让自己躲过一劫；另一种是对捕食者而言是可怕的动物，拟态者可模拟它们的形态、颜色等，比如不少拟态者会模拟蛇头、蜂形、兽眼等，从而让捕食者望而生畏；第三种是模拟猎物、寄主或宿主的相关形态或特性，如蚁客模拟蚂蚁的形态或行为等，达到欺骗与混淆效果，从而给自己提供丰富的食物和安全的居所。

那么，最终谁是生物拟态发育的幕后操控者，谁是这支“神来之笔”呢？

生物拟态发育充分显示了生命体与环境之间的能量信息交流与全息感应作用，也说明了环境能量信息流可以通过影响DNA表观改变，形成一种生命潜意识或无意识，然后通过生命细胞这个复杂的微型“生化工厂”，产生不同有形分子，进而让这个生命体根据生存环境特征，发生相应的形态学变化。

昆虫界的拟态发育现象，还揭示了昆虫个体生命宏DNA内在复杂的网络构象对各种环境信息具有类似于“意识思维”的判断能力与宏观编构能力，也说明了生物DNA能量场对外在环境变化能做出相应的反应，即DNA对周遭事物或能量场具有感应性，并可改变生物细胞和生命体的结构、形态、色彩以及生活习性，进而催生一系列的复杂调节和适应环境的发育成长。

不同昆虫所具有的神奇拟态能力，让我们充分看到每个生命体在不同的环境下，为自身的安全生存，不得不玩各种掩敌耳目的“伎俩”或“花招”，显示出它们的精明和机智。

宏DNA生态场下的共生与进化

根据进化论的观点，所有不同物种和形态的生命DNA，都来源于同一个祖先。人类与猿的DNA同源性高达99%，与老鼠的DNA同源性达90%以上，与鸡的同源性为60%。

不同的个体生命之间、不同的生命形态之间，DNA生物能量场具有同频共振性，可以相互作用、相互影响，进而形成一个大的、不同层级的宏DNA生态场。这个生态场对每一个生命DNA场与构象产生持续性、基础性、能级性的作用，比如，它会影响某类基因在相应季节（温度）的规律性开合，物种的性别变化与均衡控制，或者是某些病毒与细菌DNA在特定环境下的变异等。比如成千上万只不同的珊瑚虫，它们在不同的地方，却可以在同一时间进行排精排卵，进行一致性的生命活动，体现了这种宏DNA能量场具有互联互通效应。

在DNA不同能级的作用下，不同物种之间以及同种物种之间的生存"装备"和生存能力，也会出现不同层级的差异。蜂鸟为了采蜜而食，所以它的喙特别细长，不同的蝴蝶为采食不同花卉的花蜜，长出的喙也各不相同。有些花为了让采蜜的昆虫更好地传粉，会刻意长出特殊的结构。

在形形色色的动物世界中，鳄鱼具有不同坚硬程度的"盔甲"，老虎狮子具有不同锋利程度的爪子，猎豹具有无与伦比的奔跑速度，猴子则有超强的攀爬跳跃能力，大多数鱼类都是海洋或河流中的游泳健将，灵长类及人类则具有不同智慧的大脑，等等。也正因为它们的自身武装和生存能力的不同，造成大自然不同生物种群的层级和同一物种内部的社群性等级制度。

所以，整个大自然中，这些不同的生物种类构成了一种层级性的闭环架构。每种动物都有自己的天敌，或者成为其他物种的捕食者，即不同层级的生物种群，处在一种稳定的食物链关系中，它们的生长和繁衍受到一定程度的制约与负性调控，让整个生态圈保持一定的平衡性，而不致某一种群过度泛滥，或另一个种群轻易灭绝。

在同祖同源的宏DNA生态场的影响和整体调控下，大自然成为一个协调不同生物种群动态平衡的能量场，这是一种自然力量、宇宙力量，让所有的生命物种和谐地共存着、繁衍着、进化着。而那些不适应环境变化的生物，往往就成为被淘汰的对象，最终从这个生态场中灭绝、消失。

静与空：激发DNA自修复力

正如一座国际大都市每天都会出现成百上千次突发事件，在你的一个细胞里的DNA，每天它都会受到成百上千次的冲击破坏。这个冲击破坏次数乘以你身体中数以百万亿的细胞，每天你将得到百万的三次方的DNA错误。幸运的是，你的细胞在绝大多数情况下，具有及时修正这些错误的能力。

生命具有DNA自修复能力，这是生命本自具足的自然力量，它确保DNA保持正常、免受损伤和突变的干扰，小到细菌、真菌，大到各种植物、动物以及人类的生命机体，无不是借此而生存下来。

在DNA错误中，最常见的情况之一就是碱基错配。据生物学家研究，DNA中每进行十万次的配对，就会产生一个错误。具有"识别"能力的聚合酶往往能够及时找到错误，并且剪掉错误片段，然后用正确的片段去替代。同时，为了以防万一，还会有一组蛋白返回检查，由此保证DNA修正结果的完善。这个过程，就是错配修复。

DNA自修复系统通过严格的"巡视"和修复，可以将碱基错配的数目减少到十亿分之一。

但是，在DNA复制之后，同样也有可能遭到损伤破坏。很多不良的分子、外源毒物或内生毒物，可能使核苷酸产生化学变化，比如吸入烟草烟雾中的特定化合物，还有一些是细胞中自产的分子，比如过氧化氢过多的聚集，可以损伤DNA。

　　面对这些损伤，DNA仍有自己的维护方式。如果只有一个碱基遭到了破坏，它通常能以一种被称为碱基切除修复的方式来维护，即一种酶剪掉受损的碱基，其他的酶来修正破坏点，并更换核苷酸来实现DNA修复。

　　对于紫外线造成的DNA破坏，修复难度相对大一点。有时，紫外线的辐射会造成两个相邻的核苷酸粘在一起，使DNA的双螺旋结构变形，像这样的破坏需要更加复杂的修复过程，生物学家称为"核苷酸切除修复"。这种切除修复，需要一组蛋白质去除一长串大约24个碱基的核苷酸，同时用新的核苷酸代替。

　　频率极高的射线，比如伽马射线和X射线，则会引起另一种不同的破坏。它们甚至可以分离DNA骨架中的单链或双链。通常情况下，即使是单链断裂也可能引起细胞死亡，双链断裂的后果就会更加严重。

　　对于修复双链断裂破坏，细胞有两种最常见的方法——同源重组和非同源末端连接。

　　同源重组是利用一段未被破坏的相似DNA作为模板来实现"零件更换"，修复酶使破坏链和未破坏链进行交错，让他们交换核苷酸片段，最终补充其中的缺损，从而得到两个完整的双链段。

　　非同源末端连接，则不需要依赖于模板，通过一系列的蛋白酶直截了当地剪切掉一些错误的核苷酸，然后让断裂的两个端部"焊接"起来，融合在一起。不过，这个过程并不那么精确，它可能会造成基因错乱或左右错位，但是当姐妹染色体不可获取时，它还是有一定作用的。

　　在人的细胞中，由于各种不良因素的影响，每个细胞每天会出现多处损伤。生命DNA修复的常态化运作，是生物本自具足、自动发生的，并能及时快速修正DNA错误的内在机制。

　　如果正常修复程序失效，不可修复的DNA损伤存续，当细胞累积了大量的DNA错误时，细胞就可能会遭受以下三种命运：第一种是出现不可逆的衰老，最终被免疫细胞识别吞噬；第二种是细胞自杀，即细胞凋亡或程序性细胞死亡；第三种比较严重，即失控的细胞分裂增殖，最终导致某些部位恶性肿瘤的发生发展。

人类以及各种生物都具备DNA修复能力，DNA自修复无时无刻不在发挥作用，否则生命无法长久地生存。

每当夜深人静，人体处于深睡眠状态时，人体便大马力开启DNA自修复程序，而白天DNA修复效率会受到外界过多干扰而下降。所以，长期焦虑、失眠会严重影响DNA自修复能力和效果。人只有在深睡眠状态下，DNA自修复力量才达到最大。

另外，PEM冥想入定训练，达到一种静与空的心理状态，可以激发并促进DNA内在的自修复力量。在恬淡虚无、虚灵空静、空明澄澈的状态下，人体DNA的自修复功能一般也会更强大，生命也就容易健康长寿。

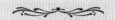

第七章

心理世界：编构健康与疾病的"晴雨表"

心理是人类与DNA对话的窗口

心理是生命之"灯"，是生命之"元气"，是健康之"神机"。而真正影响我们自己心理情绪的，恰恰不是外在的世界或事件，而是我们对世界和事件的认知和态度。想通了是天堂，想不通就是地狱。

一个人的心理既能编构幸福与快乐，也可以编构痛苦、焦灼与绝望。每个人不仅需要"应无所住"的心态，还需要发展积极的心理认知，学会由恨生爱的智慧，才能获得健康幸福的人生。

心理的本质是什么

心理是内在的生命之"灯"

昨天一个活生生的人，今天因为意外死亡。躺在那里的尸体外观与活人一样，大体解剖、组织解剖、DNA测序也与活人没有差别，但一个是活人、一个是死人，两者却有着巨大的、本质性的差别。

一个人之所以被认定为死亡，死去的究竟是什么呢？不仅仅是停止的呼吸和心脏的跳动，死去的还有个体生命的精神心理部分，心理随着个体生命的存续而存在，随着个体生命的死亡而消失。所以，一个人的精神心理才是标志生命存在的本质。

心理的本质究竟是什么呢？

我们知道，人的死亡首先从心电信号、脑电信号消失、心脏停搏、脑电活动停止开始，医生宣布一个人的死亡是凭借其心电图拉成直线开始的。

心脏窦房结细胞自主生成的动作电位，早在孕期第8周就已经启动点燃了，点亮了大脑神经细胞动作电位的星空，具有生命学与心理学的深刻内涵，它是生命之火、心理之源。没有它，就不存在生命本身，没有它就不存在心理现象。这就是为什么中医坚持认为"心主神明"，而西医目前理解不了中医学的这个观点，也难以接受这个观点。

目前，普遍接受的观点是大脑是心理发生、发展、演化的场所，心理是大脑的主要功能。我们都知道，大脑神经细胞的活动形式主要是神经动作电位的生成统合传输以及由1000亿个神经细胞动作电位形成的能量矩阵构象或电磁场态。

从这个层面讲，心理活动就是大脑神经细胞的电活动，也就是说，神经细胞的动作电位携带着心理信息，具有心理学内涵，心理就是大脑神经动作电位矩阵与构象的产物。心理是大脑能量统合与转化的不同模式与不同状态。心理是生命能量状态的另外一种表观呈现形式。

携带心理内涵的神经动作电位会沿着自主神经系统向下传递到机体功能细胞，包括内分泌细胞，激发情绪激素分泌，形成激素小分子云，与自主神经共同调节生命功能细胞的行为与代谢活动，细胞成为情绪细胞，脏器功能呈现为心理表达。所以，一个人的心理结构中蕴含了脑神经动作电位能量信息场和激素小分子云两大部分。

改变心理情绪可以改变一个人的能量场态与激素小分子云构象，不同的心理情绪状态对应着不同的生理与功能状态。

心理是生命之"灯"，一个人的生命状态，就是心理这盏生命之"灯"所散发出的"光芒"。没有心理的生命不过是一具冰冷的尸体。而具有大善、大爱心态的人则往往自带"光芒"，形成一种人格魅力。

心理是生命能量统合与调控的阀门。从生物学角度看，心理是由脑神经能量信息流、自主神经动作电位矩阵、激素分子云构象、DNA能量网络场等共同构成的宏观生命能量现象，它是历史的发生、现实的反映，随着人的生、老、病、死的过程而发展与消亡。

我们都知道，人的生与死，来与去，并不由自己的意志控制，而是由DNA决定的，我们人唯一可以控制的是自己的心理状态与情绪，古代先贤所追求的修心养性，其本质就是实现这种生命能量场态、心理状态与情绪自我调控的目标与境界。

在一个人的生命世界中，只有心理是属于"自己"的：它是心理自主神经反应模式，是DNA现世外在的表观呈现，心理往往是在环境的刺激中产生的；而生命外在形态即躯体，则属于"他人"：它是

DNA内在前世既定的编构，是人类标配的宏观生命基因构象，是由父母以及祖辈通过代代遗传，提前设定和造就的。

从某个意义而言，你的身体不属于你，而是你从世代先辈们"借"来的，只有你的心理、情绪和感觉才是你自己现世真正所拥有的。一个人能修的也只有自己的内心世界，这个内心世界浩瀚无穷、无边无际，而历代先哲都在这里苦苦探究，这个内心世界修炼恰恰深不可测，别有洞天，这里有你的"世外桃源"，也有你的"私人天堂"。

人是心理生命，不存在没有心理的个体生命。同时，心理又必须依赖于个体行为、各种生理功能和细胞行为进行表观呈现。自主神经系统是心理向生理转化的中介系统及心身转化系统，内分泌系统是心理的情绪表达系统，免疫系统则是人格与行为内化的效应系统。

不同的激素分子云构象呈现出不同的情绪状态——喜、怒、忧、思、悲、恐、惊。

情绪发生有两种生成模式，一是显意识"认知—情绪"生成模式，一是潜意识自主神经参与的生成模式。第一种模式，就是面对生活事件，不良认知产生不良情绪，情绪发生具有因果关系；第二种模式，是DNA内在时空启动模式，就是DNA按照生命成长程序，定时开放一些成长基因，分泌一些成长分子，这些分子再作用于边缘系统的自主神经中枢，通过自主神经—内分泌轴，分泌一系列激素分子，产生以"青春期躁动""更年期综合征"等为特征的潜意识情绪反应，情绪发生往往没有因果关系。

当人遇到环境变化时，心理活动又是如何产生的？

人体感官——眼、耳、鼻、舌、身是接收外在客观世界信息的"窗口"，没有这些感官，我们就无从感知周遭的环境。在环境种种能量信息（包括正能量与负能量信息）刺激下，凭借感官，我们感受事物的不同面貌，听到它们发出的声响，闻到花草泥土等散发的气味，尝到各种食物的不同味道，我们的皮肤还能感受到风寒暑湿燥火，等等。

人类的感官都是由一个个感觉神经细胞构成，外界的不同能量信息经过五官"窗口"，刺激到不同部位的感觉神经元细胞，神经细胞会马上生成一个个微弱的动作电位，动作电位信号就会随神经纤维向上传递给大脑中枢神经系统，中枢神经通过分辨、处理与能量转化，形成影像、声音、气味、感触等。大脑神经元对这些外来信息进一步进行加工统合，激发联想、回忆、思考，并产生情绪反应。正能量信息让我们开心快乐，负能量信息则会让我们生气郁闷。这些复合性能量信息，会以复合性动作电位矩阵形式，由自主神经系统向下传导到人体的功能细胞，引起细胞的行为变化与功能学效应。

人体的大脑边缘系统、垂体下丘脑、自主神经系统、内分泌系统与宏DNA网络等，这些都是我们心理活动赖以产生的生物学基础。人类的心理活动非常复杂且持续性存在，在神经系统的主导下，这些接收的外界能量信息，会在人体内统合、整合，最终转化为不同的心理能量状态、不同的内分泌分子构象、不同的DNA表观变化与细胞功能变化等，最终会导致一个人生理功能状态的动态变化，甚至个体行为模式的改变，乃至形态学的变化。

现实中，有些人在遭遇了某些特殊事件之后，会突然变得成熟起来，变得理性，或变得疯狂，性情大变，甚或一夜白发，瞬间苍老许多，这都是一个人经历剧烈心理活动之后的明显变化。

心理：无形的生命"宇宙"

人都拥有两个世界，一个是外在的物质世界，一个是内在的心理世界。从其延伸的广度与深度看，人的心理世界远远大于其物质世界。物质世界是三维的、是有限的，而心理世界则是多维的、是无限的。物质世界可以是贫瘠的，但心理世界可以是丰富多彩的、富饶的。心理世界依赖于物质世界，也可以完全超越于物质世界，进而做到"心无所住而生其心"。

有的人面对花开花谢，落叶凋零，面对四季风霜更替，会伤春悲秋——"感时花溅泪，恨别鸟惊心"；有的人面对这个世界的动荡、社会的变迁，面对自己的人生遭遇、命运的变故、日常生活中的矛盾，会产生喜、怒、忧、思、悲、恐、惊等不同的情绪。七情过发，就容易生病。中国传统儒释道文化特别强调心无所应的人生智慧，任凭风吹浪打，我自岿然不动，以保持心理世界的宁静，如此心境空明清澈，让体内DNA处于本性无碍的健康状态。

心理是大脑对客观物质世界的主观反映，它包括心理过程（活动）和心理特性（即人格）。大脑是一块"反射板"，我们的心情或情绪，时刻会受到外在环境的影响和刺激而发生变化，这叫心有所应。即时的情绪变化，犹如阴晴不定的天气，不过是人类心理活动的一个极小的面貌而已。人是一个心理与情绪性动物，人的器官同样也是心理情绪性器官。既不存在没有心理现象的个体生命，也不存在不受心理影响的器官功能。面对纷扰繁杂的外在世界，能守住内心如如不动的人基本上很少，能做到遇怒不怒、遇悲不悲的人更是少之又少，那能做到由怨转恕、由怒生喜、由恨生爱的人则可能是凤毛麟角。

那么，什么是心理？

这个概念犹如"什么是宇宙"一样，具有无限的广度和深度含义。心理就是生命的本质所在。与无数星球所运转的浩瀚宇宙相比，心理是另一座浩渺无穷而深奥无比的"生命宇宙"，更是一个变化万千、难以捉摸的内在能量世界。它是贯穿于我们每个人内在的能量流动，不仅说存在于每个独立的大脑之中，还存在于每个细胞，乃至每个DNA之中。

心理无具体结构，常常来去无影、聚散无形，又无时不在、无处不在，贯穿生命始终，它是动作电位矩阵、能量场构象、分子云，是中医之"气"，中医之"神机"。用取象比类法来描述心理现象：有阴云密布、狂风暴雨，也有风和日丽、阳光明媚等。一切心理治疗，不论西医药物治疗、中医学方法，还是心理学治疗本身，最终的目标与效果是要对个体实现"阳光明媚、晴空万里"的心理学效应。

心理通过自主神经内分泌功能构象影响终端效应细胞功能，并最终通过细胞分子表达产生生理、功能与形态变化。心理是我们人类与DNA对话的窗口，心理是我们每一个人调节生理功能的一道大门，心理是治疗人类躯体生理性疾病的一个桥梁。

心理世界是我们每个人真正属于自己的"去处"，在这里，我们可以构建属于自己的安宁与幸福，可以屏蔽外界的干扰与影响，可以做到"应无所住而生其心"，可以建造自己的"世外桃源"，构筑自己的"天堂"。人的心理世界既依赖于躯体生理、又超越于躯体生理，最终影响并主导躯体生理。

人的心绪总是在外物上游走，通过各种感官感知判别外部世界，通过头脑思考来权衡利弊与好恶，并伴随着喜、怒、哀、惧与爱恨情仇等情感体验。心理情绪常由外在事件促发，但最终是由内在心理模式进行显化或不显化，即心有所应或心无所应。人的心理活动都有一个发生、发展、消失的过程，也可以即生即灭。

正如物质与能量不可割裂，心理与所生存的外部环境或客观世界息息相关，两者不可分割。没有客观世界的存在，就不会有起心动念，就不会有舍心逐物，就不会有心理的产生。心理——人类的主观世界与能量世界，它依附于客观物质世界，犹如在木炭上跳跃的火苗，可以显化，也可以潜化，可以顺化，也可以逆化。

心理是大脑从事外显活动和影响细胞行为能力的重要体现。心理还是个体生命在不同环境中、不同生存状态下的内部能量信息与外部能量信息交互作用的综合反映，是推动与控制个体生命活动的能量信息的总称，是逻辑性、模式性、程序性的能量信息流与动态涨落模式。

心理形成的主要物质基础，是大脑边缘系统、自主神经系统、神经内分泌系统与宏DNA云系统，并以量子状态、分子构象、DNA表观变化、细胞功能变化等为载体，具体表现为大脑神经细胞动作电位矩阵、生命电磁场构象，以及多级时空结构的激素分子云。

心理是大脑与DNA的功能，是大脑与DNA对外界能量信息的反应模式，心理最终以生命器官生理功能状态变化、个体行为模式变化作为显现形式，它随着个体生命的发展而发展、终止而终止。所以任何生理功能状态与变化都是静态心理与动态心理的综合表达。

我们每个人都同时生活在多重的环境中，既有自然环境，也有社会环境——成长的家庭，交际的亲戚朋友圈子，求学时期的校园文化，工作的职业特点，日常生活中的种种遭遇，等等。在这些多重化环境中，物欲不休，浮思躁虑，不断影响并干扰我们的心理、性格、情绪，乃至人格特征。

谁在伤害你：事件还是认知

不是外在的事件伤害了你，而是你对事件的认知与态度伤害了你。

现实中，许多人对周遭的某些事件如耳边风一样，充耳不闻，或视而不见。没有对应激因子的认知或感知，也就不会产生相应的情绪和心理反射，我们称之为心无所应。这种情况下，心理自然而然就成为个体生命可以避风与超离现世的"世外桃源"。

相反，一旦对某个现象或事件产生了一定的偏见、执念，或者在主观意识上误以为对自己不利，那么，这个原本对你无害的事物，却会对你产生精神的折磨，令你心神不宁，寝食不安，以及其他间接性的伤害。这就是所谓的"心有所住而生其乱"。

你过度在意什么，什么就会折磨你；你太期待什么，什么就会让你苦痛。不断搅动痛苦，痛苦就无处不在。要学会过往不恋，当下不杂，未来不迎。能保持这样的心态，便能远离苦恼。

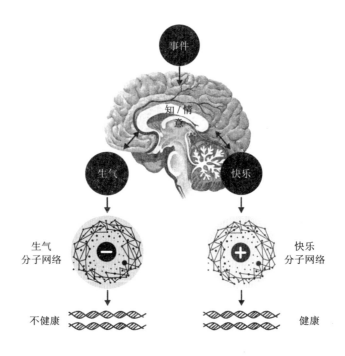

同样一件事，想通了是天堂，想不通就是地狱

曾有一个广为流传的故事：

晋代有个人叫乐广，有一天他请朋友到自己府上喝酒。他给朋友斟了一杯酒，放在桌上，当朋友准备喝时，低头发现杯子里有一条蛇在游动。这个朋友心里害怕，不想喝，但拗不过乐广的殷勤劝杯，只好硬着头皮喝了，但内心始终惶惶。这个朋友回家后，便自觉腹痛，头昏脑涨，茶饭不思，日渐消瘦。过了一些日子，乐广去看望这个朋友，大吃一惊，询问后，朋友才说了上次喝酒情况。乐广一听，当下就明白是怎么回事了，便把朋友又请到府上，让对方坐在原来那个位置，并倒了一杯酒，酒杯中再次出现了那条蛇！乐广哈哈大笑，走过去从对面的墙上拿下来一张弓。朋友再看，杯中那条"蛇"便消失无踪了。朋友这才恍然大悟，这一切不过是一场幻觉而已，是自己的一场"心疾"。

现实生活中，人们经常会误会他人，让自己郁郁不乐，甚至久久难以释怀，等到终于弄清或明白对方的意思，便豁然释怀，心情舒畅。这种情形，在我们身边处处皆是。

原谅别人，从某种意义而言，就是给自己解压！

认知转化、心境改变常常在一念之间。又比如，我们人人都有生气的经历，生气产生负性分子激素包，它随着生气不断膨胀，就像情绪"炸弹"要爆炸一样，本意想"扔给"让你生气的对方、"炸"向对方，由于有皮肤的阻挡，炸弹无法扔给对方，最后这个情绪炸弹"炸"的只能是自己。

人每生气一次，体内的负性激素包就会分泌产生某些"毒素"，对自己身体细胞产生种种伤害。生气越多，伤害自己的频次越多；生气越大，伤害自己的程度越重。最后DNA发生变异，细胞行为发生变化，生理功能出现异常，走向亚健康状态，直至疾病状态。

也许，你曾被某个撒酒疯的人无缘无故地臭骂了一顿，从此便对所有酒桌上的人视若仇敌；也许你曾因被一个闺蜜背叛过，便从此隔绝友爱，不再与任何人结交，不再建立新的友谊……

心有所应而生其乱，心乱则百病丛生。这一切，不过是我们的一个个"心疾"。

停歇不下来到执念，持续在大脑产生神经动作电位，会给我们的人生产生消极影响，或让人恐惧不宁，或让人忧虑不定，或让人烦恼不止，从而吞噬你原本平静和谐的日常生活，扰乱你原本健康的心态。所以人人需要放空自己，放下执念，让内心空寂无物、空灵虚静。

有些人常常是自己大脑与认知观念的"囚徒"而不自知，他们常常用自己所学知识给自己的认知堆砌围墙、制造"围城"，非常固执与偏执，经常到最后把自己变成井底之蛙而不能自拔。身体外形构造并无多大差异的人们，在认知上却存在千差万别、大相径庭。一般人很难洞察建立在狭隘知识上的"执念"，最终都可能是错误的。人人需要具有"毋意、毋必、毋固、毋我"的心胸与心态。

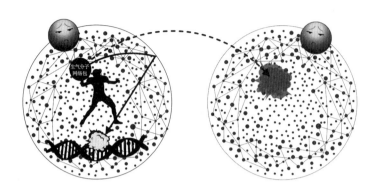

生气如同扔不出去的炸弹，只能伤害到自己

大名鼎鼎的哲学家叔本华先生曾说过一句名言："影响你的并不是这个世界，而是你对这个世界的看法。"

我们所有人生活在同一片天空下，同一块大地上，同一个风景中，我们每个人"内心的风景"却大相径庭，因为我们大脑这个反射板不同，所运用的目光各自不同。不同的心态，带来不同的视角目光和对外在世界的感知。

一件不高兴的事，一有执念，内心就会出现惊涛骇浪。

我们每个人，都戴着自己特有的情绪"有色眼镜"看待这个世界，此之谓"人生态度"。每个人眼中的世界，以及这同一个世界给予我们的印象，以及这个繁华的世界在我们内心中的投影，往往迥然相异，这种情况大部分人并不知道，所以很难换位思考，总以自己的看法为看法，总以自己的标准为标准。总想改造对方，总想改变周围人，这就是所谓的"执念"。执念过多过重，就会产生冲突、矛盾，反过来就会进一步加重自己的不良人际关系，产生不良情绪，形成恶性循环。

生气就是用别人的错误来惩罚自己。任何不良情绪产生的最终结果，不管是对的还是错的，不管是应该还是不应该的，最终都会对我们自身健康造成伤害，反而很难伤害到对方。所以，任何我们自己产生的不良情绪，不管什么原因，最终受害者恰恰是我们自己。

所以，给我们自己带来真正伤害的，其实不是这个世界或事件本身，而是我们对这个世界的消极态度和认知，它来自我们狭隘的见识，或者是源于一知半解的误会。所谓一叶障目，不见泰山，遇到事故或挫折或不幸，那只是外在的、偶然的、暂时的，但不要给自己的心头蒙上云翳，否则你的人生要多暗淡就有多暗淡。

你心中有多少怒，就会有多少痛；你若为自己悲鸣，世界必将充满灰暗。

做到遇怒不怒、遇悲不悲、恬淡虚无，保持住自己波澜不惊的心境，你的每一个细胞就会荡漾在静怡的海洋，安然而健康。

现实中确实有人怀着恶意批评了你的失误，抑或不小心伤害到了你，或者无心做了对不起你的事情，你应该如何面对，如何应对这些情况？所谓塞翁失马，焉知非福。即使你做不到唾面自干的大度，也许你换一种角度看待问题，就会柳暗花明又一村，让你走出困境，甚至内心的绝境。

一句骂人的话你记了一天，等于他骂了你一天；你记了一年，等于他骂了你一年；你记了一辈子，等于他骂了你一辈子。

正如一些古语所言："任凭风吹浪打，我自岿然不动。""宠辱不惊，闲看庭前花开花落；去留无意，漫随天外云卷云舒。"能达到这种心境的人，必然是一个胸襟宽宏、内心达观的人，也是在生活中很少会出现消极情绪和消极状态的人。

只要你愿意微笑，快乐就会落到你的脸上！只要你愿意温暖，即使在最寒冷的冬天，鲜花也会铺满你的身旁！

乐观与悲观——心灵的"双面镜"

曾有两个一起探险的同伴，迷失在了沙漠中。他们的身上别无食物，除了半瓶水。其中一个人，非常恐惧和悲观："可惜只剩下半瓶水了，走不出去该怎么办。"另外一个人却说："幸好我们还有半瓶水，说不定明天就发现水源了。"

这两个人，一个悲观消极，一个乐观积极。针对同一件事，其认知和态度迥然相异，甚至截然相反，这种对客观世界不同的心理态度，必然编构出不同的人生。

现实中，我们的情绪，我们的悲与喜，其实也只在一念之间。

寂静的陵园中，一位老妇拄着拐杖，轻轻地将一束鲜花放在墓碑前。墓碑上的照片已经泛黄，但依稀看得出是一个年幼的孩子。老妇温柔地抚摸墓碑，喃喃地说："孩子，这30年，妈妈每时每刻都在想念你。每天都带一束你最喜欢的花儿来。"说着，一连串的泪水从老妇的脸庞流下，"孩子，妈妈很想你。送给你的花儿你喜欢吗？"老妇闭上双眼，仿佛在期许着孩子的回答。

"这些花儿好漂亮，孩子肯定会喜欢的。"老妇睁开双眼，循声望去，看到一位老翁。老翁继续说："如果，把这些花儿送给孤儿院的孩子，那里的孩子一定也很喜欢。"老妇抬手抹去了眼泪，低下头若有所思。

第二天，老妇捧着一束鲜花来到了孤儿院。孤儿院的孩子们果真高兴极了，围着老妇，"奶奶、奶奶"地叫个不停。老妇给每个孩子一枝花儿，看着孩子们露出灿烂的微笑，老妇沉甸甸的心仿佛在这一刻变得轻松了。

以后的每一天，老妇都到孤儿院给孩子们送花儿。她给孩子们讲故事，与孩子一起嬉戏玩乐。在这里，她发现了生活的新意义。

心理分积极心理和消极心理两种状态，积极心理表现为积极认知、积极情绪、积极行为。消极心理表现为消极认知、消极情绪和消极行为。从本质上讲，是两种能量转化模式，积极心理转化正能量，消极心理转化负能量。同样一件事，你可以转化为积极情绪，也可以转化为消极情绪，关键在于你的认知模式或当时的心境。有时我们改变不了事情，但我们却可以通过修炼自我来重塑我们的认知模式与我们的心境。现实中的每个人，都是积极心理和消极心理的统一体，我们每个人的内心既有积极的因子，也有一些消极的因子。

不同人心理的积极因子和消极因子的"成分"与比例是不同的，从而形成不同的心理构象、不同的心理状态与不同的心理级别。外在表现为不同的人格特征、不同的社会功能状态；内在表现为不同的细胞行为模式、不同的生理状态，乃至不同的健康和疾病状态。

针对同一件新闻报道，有的人的感受、评判和认知会偏于阳光，有的人则偏于阴暗，有的人则偏于冷静客观，还有的人甚至谈虎色变，变得紧张兮兮，恐慌至极。同一个事物，不同的感受和认知、情绪反应，会因人而异。

遇到同样一件事，积极乐观的人，在充满阳光的视角下，就会从事件中产生乐观的情绪，同时也对自己的健康产生良性效应；而悲观消极的人，却往往容易从某些阴郁的视角去看待，进而从事件中萌生出消极情绪，由此就会对健康产生负面效应，引发亚健康问题或疾病。

隐藏在我们大脑里的这种转化模式，称为习惯性思维或自动化思维，我们很多人并不清晰与明白，也很难觉察。修炼、重塑积极心理转化模式，可能需要一个人一生的努力。

一个人日常的心理活动，常常包括理性认知和非理性情绪。理性认知与非理性情绪，这两者共同纠缠在每个人的心理世界中。理性认知，让我们更全面冷静地认知周遭的世界；而非理性情绪，常因物欲不休，而烦恼不止。

心有所忿懥，则不得其正；心有所畏惧，则不得其正；心有所好恶，则不得其正；心有所忧患，则不得其正。

心理情绪，往往具有反射性、传染性和传播性，并会通过人际层级关系，产生连锁反应与级联放大作用，进而会影响到整个人群的情绪状态。

"踢猫效应"就是典型的坏情绪传染现象，或者说是一种人类心理疾病的传染效应。它形象地说明，人的不满情绪和糟糕心情，通常会沿着等级和强弱组成的社会关系链条依次传递。这种消极情绪由组织金字塔尖一直扩散到最底层。无处发泄的最弱小的那个对象，则成为最终的无辜受害者。

你计较什么，就被什么困住，你怨恨什么，就被什么禁锢。一个人需要修炼物我两忘，以及心无所应的内心境界。

一般而言，在人类习得性惯性思维与自动思维中，消极认知往往大于积极认知，消极情绪多于积极情绪。因此，现实中的负性事件让大多数人很容易生成负面认知，负面认知引发负面情绪，遇怒生怒，遇恨生恨，并产生负性健康效应，引发亚健康或疾病问题。因此，开展PEM认知情绪转化训练，塑造积极情绪生成模式，是积极心理学研究与发展的未来方向和重要目标。

意识与心理的渊源

意识——生命智慧的"标配"

地球上所有的生物，都具有感知外界和大自然的能力，这是生命的特征之一，然而并不是所有的生物都拥有高级意识。目前认为，人类是地球上唯一拥有高级意识的智慧生命。从哲学角度来看，意识是智慧生命的标志。

没有意识，我们就不会创造出如此众多先进的科技，创造不出哲学和文艺，也就不会思考和发现这个神奇而复杂的宇宙和自身，也就创造不出漫长的人类历史文明。

什么是意识？目前尚没有一个统一清晰的定义与概念。

意识是对自我本体的感知与洞察能力，它让人类具有了理性，也具有了克制动物本能的力量。意识让人类摆脱了作为普通动物的身份，意识是让人之所以成为人的核心要素。

意识是不断运动与变化的人类个体生命能量信息活动与心理活动的总和。它是在人体电活动与能量场涨落基础上的一种自觉、觉他、自控、控他力量。

意识的基础，是人脑1000亿个神经元细胞对自我感觉和外部感觉的高度统合与统控。让个体具有了对自身本体认知（自我意识）、对自身认知能力的认知，以及对自身行使能力的认知觉察。

人类的意识是无形的，它就像一个巨大的不断变化飘移、动态涨落的电磁场。意识的本质是生物的电活动现象，主要包括1000亿个脑神经动作电位、50万亿个细胞的细胞膜电活动以及全部DNA网络能量信息流动等。

那么，心理与意识有什么关系呢？

心理与意识同属于人体内在能量信息现象，它们既有区别，又有重叠的部分。心理是意识的表观呈现，是意识的冰山上的一角。意识则是生命能量信息的本体，是"应无所住而生其心"中的那个"心体"。

意识远远大于心理，并超越心理范畴。意识不仅包含心理还具有心理所不具有的更广阔、更深邃的内涵。

相对于心理而言，意识具有更多功能：感应性、自觉性、觉他性、目的性、方向性、有序性、能动性、统合性、统控性等。同时还具有宇宙能量以及量子相关特征。

意识可分为外在意识、内生意识和内在意向。

外在意识指的是每个人在日常活动中，对外界事物的觉察度和反应度，表现为一个人对这个世界以及事物的觉察力、感知力、注意力、专注力、洞察力等。通常，人在睡眠状态下，大多脑神经细胞能量活动处于最低水平，外在意识显著下降；而在清醒状态以及注意力高度集中时，大脑神经细胞的电活动处于活跃状态，外在意识升高，有时会获得心流体验。

内生意识是指一个人没有外界事物的影响而自生的意识，它包含了意识深处的一种向好、向善、向上的自然力量，更多表现为对美好事物的想象等；内生意识还包括潜意识的焦虑与抑郁，它持续存在而不自知，并对生命产生伤害。

内在意向则指的是一个人对待或处理外界客观事物的各种意识倾向，包括我们的欲望、理想、志向、意图、追求等。内在意向反映了一个人对他所关注事物对象的反应倾向，或者说是一个人行为前的准备状态，最终会对所关注的对象做出一定行为的反应，因而内在意向往往也是一种行动倾向。

意识具有直觉力与洞察力，怎样修炼一个人意识的直觉力与洞察力？这需要一个人安静到极点，凝神贯注、心无旁骛、清静虚无，就会清晰地发现并认识到所关注事物的本质特征。

总之，意识让人脱颖而出，从而进化成为地球上一种绝无仅有的智慧生命体。

人类意识的"三重门"——人类与DNA对话的窗口

意识是生命宏观能量信息现象，生命个体意识与群体意识可以相互感应、相互影响、相互促进，在"大爱""大善"能级状态下，所有意识具有相互趋同性、相互融合性。意识具有追求向好、向善、向上的本质特征，是生命追求"意义"的内在驱动力量，是生命以群体社会形式存在的内在力量。

意识具有个体生命的独特性与相对独立性，具有不可见的场态与构象，具有不断变化性与动态涨落性。每一种意识活动都是一种多维时空能量信息流与能量信息场，可称之为意识场，不同个体之间的意识场可以相互干扰、相互影响，一般是能量强的一方意识场影响能量弱的一方意识场。现实生活中，会常常见到一个气场大的人，能够感染影响周围很多人。

意识从来不会静止不动，而是流动、不断变化的，即"意识流"。起心动念，惊动四方神煞，意识又有多层多级交织态或叠态性。一个一个意识，都犹如一条条时刻暗涌的潜流。有时候，一个人表面上看似平静的显性意识状态下，却隐藏着一股股暗潮汹涌的潜意识流。这也是意识多重性造成一个人的复杂心理现象。

人类意识还具有相当灵活的能动性，对环境能量信息具有感应性、互动性，并通过自主神经内分泌、免疫等生理效应系统进行全息表达，进而通过DNA表观变化，实现心身能量形式转化，呈现为不同的生理功能状态。

意识的能动性越强，意味着一个生命越具有智慧。因而在地球上，在成千上万个生物种族中，人类才成为最具有能动性和智慧的生命体。

19世纪以前，人类对意识的认知无疑是狭隘、浅见的，直到现代心理学和精神分析发展，出现了一批具有开创性的精神分析、心理学大师和天才人物。他们通过长期研究，让我们逐渐认识到人类意识曲径通幽的"三重门"，即显意识、潜意识、无意识。

19世纪中期，心理物理学创始人G.T.费希纳，最先提出了人类的心理"冰山理论"，他认为，每人的心理就像一座冰山，它有相当大的部分深藏在水面以下，有更多观察不到的心理力量对人类生命发挥着更加巨大的作用。

这个理论无疑对弗洛伊德产生了很大影响和启发。在费希纳冰山理论的启发下，弗洛伊德将人的意识结构看作是一座冰山，冰山分为三层，最上层浮在水面上的属于显意识，只占冰山的很小部分；冰山的下层占据了冰山的大部分，即潜意识。潜意识又分为前意识和无意识两个层面，前意识是大脑边缘自主神经系统与内分泌系统功能呈现，可以上浮出来，即可以转化为显意识；无意识是潜伏在DNA中封存在意识冰山之下的部分，它通常不能通过正常的方式转变成显意识。无意识属于人的心理结构中更深的层次，是"应无所住而生其心"的本体部分，它本自具足，是万化根源总在心的部分，也是心体光明澄澈的部分，是生命光明化境的部分。

先说第一道门——显意识。

显意识是能够感知的大脑表层意识，是觉醒状态下的环境意识与自我意识，是我们每个人与外界信息即时沟通和时刻感应交流的重要心理活动。

显意识包含认知、情绪、意志三个部分，操控人类行为。显意识负责推理、判断、想象，归纳总结等，展示并体现了人类智慧，并由此创造了人类历史上的众多科技与文明。

意识的第二道门——潜意识。

潜意识是潜藏在我们显意识底下的一股巨大而神秘的力量，是感知不清晰、无法认知的意识部分，是个体不知不觉的心理活动、自动自发的情绪体验，常常包含习惯性思维、自动性情绪等。

相对于显意识，潜意识具有自动自发性、非自觉性、非自控性和非理性等特点。在现实生活中，潜意识往往会自发地冒出来，毫无预兆地出现在我们的脑海中。外界一个特殊的事件，甚至一个极为细微的感官刺激，都会在一瞬间激发出我们的潜意识，让它们突然浮出意识的"水面"。

潜意识常常是我们灵感涌现的源泉，前提条件是需要摒除显意识浮思焦虑与物欲不休的干扰，达到入静、入定的状态，进而才能激发出潜意识洞察万物的内在力量。古往今来，大智之人往往都保持着心如止水、恬淡虚无的状态。

从解剖层面看，潜意识的生物学基础对应的是皮层下大脑边缘系统、自主神经系统、内分泌分子网络系统、免疫细胞系统。潜意识是这些系统能量运行的综合体现。

这些系统，不论是自主神经系统，还是内分泌系统，还是免疫系统，都是潜意识生命效应系统。通过发展潜意识训练干预方法，进而影响调理这些生命效应系统，能够对人体健康促进、疾病防治，产生不可估量的作用。

意识的第三道"门"——无意识。

无意识是承载人类显意识与潜意识的大海，我们常常感觉不到。

无意识意味着"它在那"，却完全感知不到的意识部分，幽深玄妙而静谧，是控制基础生命活动的能量活动部分。无意识主要对应的是生命宏DNA网络构成的能量信息微观运行系统，是维持生命状态并具有持续作用的能量信息流的本源部分，本性无为却无不为。它是操控细胞代谢与行为的意识部分，它本体光明。

无意识有不同的层次与层级。社会学称其为文化属性，生物学则称之为DNA。一个种族的传统文化或民族性格，既是一个群体种族的无意识心理表现，又是集体能量共振的意识部分。世界上不同的人类种族具有不同的文化心理、风俗习惯，对此，荣格提出了"集体无意识"的概念。

一个民族性格，也正是通过这些代代流传的固定习俗和文化内涵，以及文化基因的代代遗传，不断加深和巩固一个民族的性格特征，成为具有特色的民族文化，这些都构成了广义的民族无意识心理。

现代研究认为：显意识大约只占人体意识领域的5%，潜意识与无意识则占一个人意识的95%。

人类意识的多重性，让我们认识到意识领域的广阔性与隐秘性。不同深浅层次的意识状态，与我们每个人的心理、情绪、行为，以及健康和疾病息息相关，它需要我们不断探索和研究。

普遍心疾：潜意识的焦虑和抑郁

有一项经典的心理学实验：研究者把同一胎生下的两只健壮的羊羔安排在相同的条件下生活。唯一不同的是，一只羊羔旁边拴了一只狼，这只羊羔能看到这只狼，但狼是吃不到这只羊的。而另一只羊羔旁边没有狼。结果，能看到狼的那只羊，本能地持续处于极其焦虑与恐惧的状态，不吃东西，逐渐瘦弱下去，不久便死了。而另一只看不到狼的羊羔茁壮成长，自由自在。

大量研究发现，单次应激就可以引起动物动脉粥样硬化，多次与持续的恐惧，会使动脉粥样硬化持续加重，直至血管功能障碍与心肌梗死。焦虑与恐惧还会引起胃黏膜损伤，内分泌紊乱，最终造成DNA损伤，脏器功能衰竭，导致羊羔死亡。这个发生机制是通过自主神经功能与内分泌功能紊乱，最终引起DNA表观改变引起的，即显意识通过潜意识与无意识实现的。在人类，这样的情况同样发生，只是人类不会轻易死亡，而是产生更多的慢病。

按照意识分层理论，任何心理状态都可以再细分为三个层次。比如，最常见的抑郁和焦虑，可以分为显意识抑郁和焦虑、潜意识抑郁和焦虑、无意识抑郁和焦虑。

显意识抑郁和焦虑，往往从日常心理状态和生活方式中会清晰地表现出来，是可以通过量表测评测定的，甚至可以通过日常观察和沟通来判断一个人是否患有抑郁症或焦虑症。潜意识、无意识抑郁和焦虑，则难以用量表评估出来，但它却存在于一个人的意识深处，并影响着生命状态，甚至导致临床上很多难以解释的症状（MUS）纷纷出现。

事实上，人与人之间的意识差异各不相同。不同人的意识既有狭隘的意识，也有开阔的意识；既有积极的意识，也有消极的意识；既有故步自封的意识，也有不断自我更新的意识。每个人的意识境界千差万别。

高等境界、高维度的意识，容易产生自信、豁达、开朗、宽和、愉悦、快乐、幸福等心理状态；低等、低维的意识，便容易出现狭隘、自卑、焦虑、焦躁、抑郁、颓丧等心理状态。

对于抑郁和焦虑状态，不论在临床上是否可以测评出来，适度地对一些慢病患者给予抗抑郁、抗焦虑治疗是一项重要而有效的临床措施。

在一定相同的文化背景下，幸福的人格特质，大多具有包容、和善、豁达、外向、乐观、内控等稳定而持久的积极心理状态。相反，神经质人格是一种不健康的人格特质，过分敏感、焦虑、自卑、敌对、自我压抑，过分追求完美，而又容易陷入抑郁、焦虑和感伤的叠加状态，常常以主观想象的方式来对待生活。这种消极能量"黑洞"潜伏在一个人的内心深处，不断地吞噬着积极能量，容易让人时常与痛苦纠缠，从而失去感受生活快乐与幸福的能力。

PEM冥想——通往心身健康的"蹊径"

PEM冥想是目前最有效的意识训练技术与方法。不同的冥想训练，可以重塑大脑神经耦合，可以创造出不同的意识流与意识场态，改善大脑能量统合与能量转化模式，塑造出不同的生命状态，产生不同的生命学效应。

公元前5世纪，一位感叹人世无常的印度王子逃离宫廷，抛弃了将要继承的王位，来到一座树林，坐在一棵菩提树下，通过静心冥思，一朝顿悟，解脱人世一切烦恼，由此开创了佛教，成为佛教创始人，影响了东西方人类思想数千年。这位伟大的佛教领袖人物，便是释迦牟尼。

大约一千年后，一位来自南印度的另一位僧人，名叫菩提达摩，他不辞千里，历经千辛万苦，漂洋渡海，来到中国南北朝时的嵩山少林寺，面壁九年，终日冥想，进入涅槃状态，获得罕见的生命状态，开创了禅宗，成为中国禅宗思想的始祖。

这些历史上伟大的先哲或大思想家，都是通过其独一无二的冥想训练，才让自我身心达到一种"超能量"状态，进而豁然开悟，领悟出人世的种种智慧，进而指导自己的人生，达到一种圆满的状态。

静能滋阴，阴能生阳，静能生慧，慧能开悟。PEM冥想由静入定，并通过觉察意识空寂无物的本体，从而获得一种源自本能的洞察事物的认知能力与直觉力。最后让生命本体意识空寂无物、空灵无碍、无执无滞，达到光明清澈，呈现出深不可测的智慧。

意识以有序能量信息场态形式存在，空明清澈，但容易受到外界各种能量信息的扰动，形成不同的无序构象、不同的混沌场态，意识的无序混沌状态容易引起身体的不健康状态。

人的意识通常具有一定的超前性、感知性、洞察性、预见性、直觉性。尽管意识的形成不能凭空而生，需要依托物质前提，但又明显超越物质基础。意识具有能量自生成、自统合的能力。一个人如果"动心起念"，任何一个瞬间的意识都是一股能量流，最终能转化为分子激素云构象变化，常常表现为情绪的"风云激变"与"波涛汹涌"等，进而引起DNA表观构象变化以及细胞行为学变化。

人的健康与疾病与否，可由积极意识和消极意识启动和编构。人的DNA状态可受意识影响，健康意识可以借由自主神经内分泌系统，通过DNA塑造健康的身体，不健康意识借由ANS通过DNA编构不健康的身体状态。而PEM冥想训练，是让人们获得健康意识的重要途径之一。

爱能生阳。PEM冥想训练是让一个人自生爱念的有效方法，也是人类在入世中的出世之道，在这里我们可以构建属于自己的"爱的天堂"。

针对日常生活中出现的消极意识——狭隘、偏见、固执、焦虑、自卑、抑郁等，我们需要学会经常、随时地进行PEM冥想调节和引导，如此才能持续改善自己的心身健康。

PEM冥想本质上属于脑心理自主神经功能平衡与增强调控训练技术，也是一种良性与积极脑功能状态记忆激活与唤醒训练，PEM冥想能够促进大脑神经自耦合，激发一个人的正向记忆与神经内分泌网络，让体内产生正性情绪分子与相应的健康生命学效应，达到健康促进效果。

PEM冥想可截断意识与外界沟通管道，让宏DNA能量信息场应无所住而生其心，产生深睡眠状态下的健康自修复效应，挖掘激发潜意识和无意识强大内在的自然健康力量，是健康促进、生命养护与疾病防治的有效方法。

在冥想状态下，训练者会逐渐摒除干扰意识本体的各种杂念，专注在积极认知、积极心态与积极情绪体验上，心理自主神经系统会重新获得平衡，体内良性激素分泌增加，负性激素分泌下降，情绪平和，内在的焦虑感减少，DNA得到自我修复，细胞行为恢复正常，心跳减慢，血压也随之下降，进而改善亚健康与慢病状态。

大量临床研究表明，冥想可以缓解疼痛，消除各种不适，对各种亚健康、慢病具有非常明显的治疗效果。

研究发现，相比那些没有作任何冥想的普通人，经常冥想的人大脑皮层表面积更大，大脑灰质更厚。冥想会让一个人的记忆力越来越强，会让一个人获得更高的洞察力、认知力和学习能力。

冥想可以使一个人变得安静，心态变得平和，避免焦躁抑郁，情绪稳定，让人保持头脑清醒，使人注意力集中，提高创造力，从而使一个人的人格得到提升、智慧得到升华。

压力与情绪：无时不在的伤害

我们知道，一个人从出生走向死亡的过程，就是一个不断经历各种人生境遇、不断应对各种环境与生活事件的过程。

在这个过程中，我们不得不承受来自外界的种种刺激和压力，需要依靠我们的大脑神经系统和自身的行动及时进行处理和化解，其间会产生一系列相应的心身变化。

应激压力就是一个人面对环境变化、生活工作事件，特别是感受到危险时的一种心身自然反应，它会导致一个人出现焦虑、惊恐等情绪。应激压力与焦虑惊恐情绪是内部唤醒的一种紧张心理状态，是一个人应对外界事务时出现的情感性的、防御性的、生理性的心身应对产物。

生活中应激压力事件与焦虑惊恐情绪时常出现，有些我们能够体会到，有些可能没有意识到，但它在那里、发生了。它对一个人的健康伤害是潜在性的甚至是致命性的。国外现代心理学研究者用生活变化单位（Life Change Unit，LCU）来衡量不同生活事件对人所产生的紧张程度，这个计量单位称为LCU值。根据国外关于生活事件量表的一项研究结果显示，一个人如果一年累计LCU值大于300，其次年罹患慢病的概率会大于86%。

前面曾讲过圈养一对孪生小羊的心理学实验——在它们旁边有无拴系狼存在的情况下，这对孪生小羊各自的成长情况。

这里需要说明的是，实际上这只羊和狼没有肢体接触，狼对羊更没有直接性伤害，仅仅是因为这只小羊能够看见这只狼，产生了恐惧——在应激压力下大脑中生成了恐惧性神经动作电位，这些惊恐性的神经动作电位持续生成、持续作用，最终导致小羊自主神经内分泌功能紊乱，引起生理与病理性变化，最终诱发多脏器功能衰竭直至死亡。

设想一下，如果这只小羊身边有妈妈陪伴或更多的羊陪伴，或者给予这只小羊抗焦虑抗惊恐干预治疗，它没有那么强烈的恐惧，但慢性焦虑一直存在，可以预见是，它的身体一定会罹患上各种慢病。

我们还可以再设想一下，如果这只小羊不是普通小羊，具有强大的心理素质，能够明确认识到这只狼根本吃不到它，对它构成不了任何威胁，能够做到视而不见，淡然处之，不恐不惧，它就可以像另一只小羊那样悠然自得、茁壮成长！

当下的生活里，我们面临的应激压力与焦虑惊恐无处不在、无时不有，有时习以为常，它对人们的健康伤害是潜隐性的、甚至是持续性的，需要我们深刻认识、采取必要措施不断修炼、不断对抗消除它的不良影响与伤害，才不至于在日积月累中无声无息引发亚健康或慢病，更不至于诱发突如其来的不良健康事件。因此，重视日常压力与情绪管理，养成定期放松减压与情绪宣泄的生活习惯，对于当下的人们显得尤为重要。

心理与生理——生命的一体两面

心理与生理的不可分割性

这个世界上，不存在只有生理现象而没有心理活动的人类个体生命，也不存在只有心理现象而没有生理活动的人类生命个体。

心理与生理是个体生命功能状态的两个侧面，就像一枚硬币的两面，是彼此不分的一体，二者相互影响、相互促进，并互为镜像，心理调控是生理调节的重要途径。

任何生理的背后都有心理因素在起作用，心理是生理的幕后动力因素。生理是心理的表观呈现。我们身躯的一切系统运行，以及运行状态的好坏，以及生活中的一切行为，都与心理因素息息相关。

任何心理现象都对应着生理现象，显性或隐性的生理是心理现象的表达方式，是心理的内在"语言"与内在行为。一个人隐性的心理状态的好坏，通常也会通过显性的生理状态呈现出来。

如果一个人脸色红润，语音洪亮，举止充满活力，饮食良好，那么这个人的心理状态是健康的。相反，一个人经常失眠，少气懒言，胆怯声小，心慌胸闷，腹胀便秘等，就说明他的心身状态不佳。

每个人的生理都是不同心理状态下的生理，没有独立于心理的生理现象。没有心理的身体，只能是一具行尸走肉。

生命的生理功能系统如消化系统、心血管系统、呼吸系统、泌尿系统、生殖系统等，都是心理系统"知、情、意"的内在行为系统。而自主神经系统则是横跨在心理系统与生理功能系统之间的桥梁与通道。

心理与自主神经的"瓜葛"

一个人的神经系统遍布全身几乎所有角落，人的大脑属于神经系统的"中枢"机构，因此也称中枢神经系统。大脑位于颅腔内，1000亿个大脑神经细胞聚集在一起，通过突触联系，有机地构成网络或回路，大脑电活动，生成意识，并负责传递、储存和加工来自从外界与内部的各种信息，进而产生各种心理活动，包括显意识的、潜意识的，甚至无意识的，调控脏腑组织功能，支配并控制个体行为，承担着生命"领导者"身份。

外周神经系统遍布全身，它通过长长的神经纤维，将脑中枢神经信号与其他器官神经系统的神经信号联系起来，最终将中枢神经系统与全身的每一个角落、每一寸组织和细胞连接起来。

外周神经系统有触感神经系统，是负责接收机体内外的各种信息刺激，传递给大脑；当我们走在荆棘丛生的草丛中，被一些刺扎着，就会感到疼痛，这就是我们的周围触感神经系统在发挥作用；外周神经系统还有躯体运动神经系统，其职能与我们四肢的随意运动有关，我们每个人可以有意识地操控四肢肌肉，选择我们行动的方式等，实现我们所谓的"自由行走"。

这里需要特别强调的是，在外周神经系统内还有一类极其庞大、极其重要的调控内脏组织的神经系统，我们称之为自主神经系统，它分布于所有的内脏组织与细胞。自主神经系统是生命内脏功能调控系统，也是连接大脑皮层下系统与内脏器官组织的神经网络，其末梢神经遍布内脏组织细胞，可直接调节内脏细胞功能状态。

人体自主神经系统由交感神经与迷走神经（也称副交感神经）组成，交感与迷走末梢神经纤维遍布全身内脏组织，对内脏细胞的代谢与行为具有正负双相调节作用，自主神经中枢神经元处于持续放电调控状态，交感与迷走神经对组织细胞呈持续性对抗性动态平衡调节，与中医"阴阳平衡"概念相对应。

人体的生命功能系统，如呼吸系统、心血管系统、消化系统等，是自主神经系统控制下的系统，其功能具有相对独立性，它不受我们大脑思想与意志的操控，它有其自身内在的负反馈平衡调控机制，人的生命状态不会也不应受到外界因素的直接控制，否则生命将难以存续，生命系统运行以及健康状态可以受到显意识的影响，但不可能接受显意识的直接控制。生命最终是受潜意识即自主神经系统控制的。

一个人不可能想让自己心脏停止跳动它就会停止跳动，你可以有这个想法，但心脏仍会持续跳动，你无法干预；一个人也不可能想让自己胃肠道不蠕动它就会停止蠕动。自主神经系统的存在与功能正常是确保生命呈现自生成性、自统合性、自平衡性、自稳定性、自修复性的前提与保证。

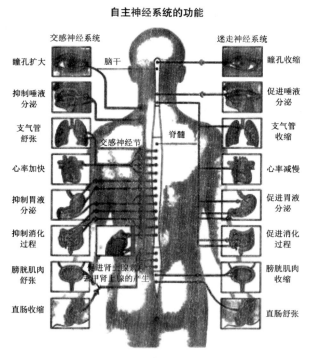

自主神经系统的功能

交感神经系统　　　　　　　　　　迷走神经系统

瞳孔扩大	脑干	瞳孔收缩
抑制唾液分泌		促进唾液分泌
支气管舒张	交感神经节　　脊髓	支气管收缩
心率加快		心率减慢
抑制胃液分泌		促进胃液分泌
抑制消化过程		促进消化过程
膀胱肌肉舒张	促进肾上腺素去甲肾上腺的产生	膀胱肌肉收缩
直肠收缩		直肠舒张

自主神经由交感神经与迷走神经组成，双相调节内脏细胞功能

自主神经系统具有自统合、自平衡的内在机制，这个机制背后的原理是大脑神经细胞的自耦合能力，从而确保生命状态的动态平衡。交感与迷走神经相互耦合，形成对细胞的矩阵调节，并呈现不同比例结构、不同构象状态，让细胞功能呈现出多重状态与多种模式，进而形成不同的健康态、亚健康态、慢病易感性，直至发生慢病状态。

美国生物学家早在1975年就发现了传导细胞信号的"信使"物质——环腺苷酸（cAMP）与环磷酸鸟苷（cGMP）具有拮抗作用和双相调节细胞功能，由此提出细胞功能调节的"阴阳学说"，这种拮抗调节作用的本质是自主神经系统（ANS）内部交感与迷走的"阴阳"调节机制。

现代医学研究已经从分子水平认识到在细胞生长调控的每个环节，各元素间都存在着阴阳相互对立的动态平衡调节机制。越来越多具有相互对立制约关系的基因和基因组不断被发现，同一个基因在不同的条件下，也常常表现出相互对立的矛盾两方面功能。

如果说大脑中枢神经是人类有意识的神经调控机关，自主神经则是皮层下生命内在潜意识的神经调控机关，这两个部分既相互独立又相互联系，相互影响。

自主神经系统中枢具有多中心性与多层级性，主要位于大脑边缘系统下丘脑、脊髓等，大脑边缘系统也是人的心理系统中枢，与自主神经系统中枢相互耦合，从而形成心理状态与生理状态之间的相互联系与相互影响，心理周围系统又分内外行为系统两部分，躯体运动神经系统是心理外行为及社会行为系统，自主神经系统则是心理内行为系统及内脏细胞行为系统。

心理与情绪失衡问题首先会引发自主神经系统功能紊乱，出现内脏自主神经功能异常或障碍，导致ANS对脏器细胞调节的比例结构出现异常，最终造成内脏细胞功能障碍，表现为细胞代谢异常、增殖异常、组织器官与生命系统功能异常、形态异常，进一步发展为亚健康状态或慢病状态。自主神经系统是心理情绪向生理转化的传导系统。

心理向生理转化的过程，就是从电信号无形能量信息形式向分子信号有形能量信息形式转化的过程。认知模式是大脑神经细胞环路与能量统合转化模式，不同的认知模式通过大脑神经网络动作电位矩阵，再通过相关神经轴突动作电位，向下传递给交感与迷走中枢神经元，同时通过下丘脑—垂体轴神经介质，作用于内分泌系统，产生不同激素分子构象及情绪模式，自主神经系统动作电位与内分泌分子信号，共同作用于内脏器官靶细胞，从而产生不同的细胞功能效应与不同的生理反应。

在自主神经系统调控的靶细胞中，还有一类具有分泌功能的神经元，称之为分泌性神经元。它们和许多器官中大量散在的内分泌细胞，共同组成为弥散神经内分泌系统（DNES：Diffuse Neuro-Endocrine System）。这两类细胞分泌的多种激素样物质，在调节脏器组织细胞生理活动中起着十分重要的作用。

DNES遍布消化系统、心血管系统、呼吸系统、泌尿系统等，是心理内行为系统最重要的生物学基础。DNES将自主神经系统和内分泌系统两大调节系统统一起来形成一个无处不在的整体，共同完成调节和控制机体生理活动的动态平衡。DNES是下丘脑—垂体—内分泌轴的补充，是自主神经心身转化系统的重要组成部分。

激素是人体内分泌系统的关键产物。内分泌系统几乎所有的功能活动，都需要借助于自身所分泌的种种"激素分子"，并将这些激素分子转运到靶组织靶细胞，引发链式反应，完成正常生理活动乃至某种应激性生理过程，比如过敏、情绪风暴等。

当一个男性遇见非常漂亮的异性，这时他的体内有一种叫作"多巴胺"的激素，分泌量会陡然增加，这是一种生命的本能反应，一种自然力量，无关乎理性与道德。多巴胺是一种神经传导物质，它与人类的情欲、美好、愉悦感密切有关，传递兴奋及开心的信息。当我们体内多巴胺增多时，表现在情感倾向或投射上，就会情不自禁地产生一种愉悦和喜欢的感觉。所以我们的许多情绪和情感，往往与内分泌相关，而我们的大脑是通过自主神经系统调控内分泌与情绪的。

实际上，在我们体内，大量的内分泌细胞时时刻刻都在分泌着不同的激素分子，构成生命动态变化、复杂的激素分子网络构象及分子云，对于特定的细胞，这些分子云是由正负与阴阳双相调节的激素分子组合而成，每一种激素分子都以一定的速度（如甲状腺素）或一定的节律（如皮质醇，性激素）分泌释放，从而保持激素分子间的动态平衡，以及细胞行为的正常。每一个分子都是自主神经交感与迷走神经双相调节的结果，每一个分子又都受到周围分子云的双相调控。

DNES分泌的各种激素分子组成更大的激素分子网络，有正性激素（阳）、负性激素（阴），形成不同的阴阳结构组合，产生不同的生命学效应，一方面决定着心理、情绪、情感状态，一方面调控全身细胞、组织、器官、系统的功能。喜、怒、悲、思、忧、恐、惊等情绪状态，代表着不同的激素分子网络组合；不同的激素分子组合对机体生理功能具有不同作用，良好的心理状态标志着生理的良好，心理问题必然引发生理问题。

人类生命的一切活动，显意识的或潜意识的，显性的或隐性的，外在的或内在的，皆伴随着心理自主神经功能状态的持续动态变化、适应与调整，生命能量级别的不断起伏增减。当这种变化与波动幅度过大，超过人体的自平衡、自修复能力，我们的身心就会出现亚健康和疾病的种种表现。

积极心理——向好、向善、向上的生命内在能量

能量"梯级"：心理状态的分级

生命之所以成为生命必然有一种内在的宇宙力量，自生成、自统合、自组织、自平衡、自适应、自修复、自发展，是生命内在的自然力量。而向好、向善、向上是人类延续与发展的心理力量。

人类与其他动物生命相比，最明显的特征之一就是，人具有极其复杂的心理世界。

人的心理是一个动态发展变化的过程，表现为心理健康、心理亚健康和心理问题等多种状态——即心理分级，而它们之间没有固定而清晰的界限。现实中，有许多人在他的一生当中，时而越过这个界限，成为异常心理状态；时而又返回去，恢复为健康心理状态。

心理健康是认知，情绪，社会功能（社会适应、社会行为、社会道德）方面的良好状态。是指一个个体社会适应良好，认知符合现实、情绪稳定和行为上符合社会生活规范，其核心与本质是一个人社会化发展的良好状态，即人格发展的良好状态。

心理健康的核心是认知与价值观的健康。心理健康的外在表现是社会适应与人格成熟，心理健康的内在特征是情绪稳定。

一个人要想保持心理健康，主要是通过积极心理开发、积极心理训练、充分社会化过程、建立正确价值观与积极人格等途径来实现。

心理健康的人，必然表现在对生活热爱而不是消极抱怨和逃避，能深切感受生活的美好和生活中的乐趣，积极憧憬美好的未来。这样

的人能正确对待现实困难，及时调整自己的认知模式和行为方式以适应各种不同的社会环境，由此才能在生活中充分发挥自己各方面的潜力，不会因遇到这样那样的挫折和失败而对生活失去信心，也不会丧失行动的热情。

心理亚健康则是指生活在一定社会环境中的个体处于心理健康与心理问题之间的一种状态。处于心理亚健康状态者，不能达到心理健康的标准，表现为一定时间内的认知偏差、情绪低落、社会功能与适应能力减退，但又不符合心理学有关心理问题的诊断标准。

心理问题是指由于各种因素，导致一个人社会适应不良、认知偏离社会现实、情绪不稳定、情感失度和行为上偏离社会生活规范的状态。

心理问题常常由不良认知引发、伴随不良情绪等，最终引起人的社会行为与生活方式不良改变。认知情绪和行为上偏离正常规范越远，心理问题也就愈严重。

由于人类进入大变局时代，社会压力和生活问题日渐增多，造成很多人心理方面不同程度的失衡，从而让越来越多的人产生了形形色色的不同程度的心理问题。

不健康心理有多种表现：抑郁心理、焦虑心理、强迫心理、恐惧心理、偏执心理、敌对心理、疑病心理、孤独心理、自卑心理、嫉妒心理、自私心理、内卷心理、心理疲劳等，它们构成了人类心理世界的负面版图，造成了我们生活的诸多困惑，但是它们是可以通过自我调节、自我训练来消除的。

据统计，目前70%以上所谓的健康人群，都有不同程度的心理亚健康。某心理研究机构曾针对100万在职工作人员进行调查显示，近80%的人都感到压力大，表现为失眠，容易疲劳，记忆力衰退，容易紧张、焦虑甚至抑郁，等等。

在世界大变局和社会高速发展的今天，传统价值观、职业模式、社会支持体系等正在发生急剧变化，未来不确定性与压力增大，心理失衡日益凸显，抑郁、焦虑、恐惧、迷茫、忧郁、自卑、敌对等消极情绪持续积累，没有积极心理的承载，社会心理问题将日益加重，人类健康问题将日益恶化，慢病高发，社会管理成本与医疗卫生成本将日益加大。

积极心理是指一个人的认知积极向上、符合社会核心价值观，情绪乐观开朗，行为向好、向善，符合社会道德规范，其核心与本质是指一个人具有良好的修养与优秀品质，属于社会核心价值观建设范畴。处于积极心理状态的人，一般都具有高潜能与人格魅力，生命能量处于高能量状态。

积极心理学是心理学领域的一场革命，它倡导心理学的积极取向，利用心理学目前已有的方法与手段，研究人类积极心理品质，挖掘人类固有的、潜在的、具有建设性的心理力量，通过自我开发、自我训练、自我发展、自我提升，通过积极心理干预，不仅可以有效防治各种潜在的心理问题，还能成为各种亚健康与慢病防治的重要手段，从而最终促进人类健康与幸福发展。

编构健康：积极心理干预

曾经有一个老太太，她有两个儿子，都做生意谋生。老大以卖雨伞为生，老二则以卖鞋为生。

对于两个儿子，这个老太太成天忧心忡忡，要么担心晴天里老大卖不出去雨伞，要么又担心老天下雨，老二卖不出鞋怎么办。老太太时时刻刻牵挂担心着两个儿子的生意，郁郁寡欢，寝食难安。很快老太太整个人就消瘦了一大截，生病卧床了。

邻居去看望这位老太太，听了她的念叨，才明白她生病的原因。邻居便对她提议，下雨天，你应该想想老大卖雨伞生意会不错；晴天了，你应该想想老二卖鞋的生意会很好。这样你还用再发愁吗？老太太一听，顿时心情就好了，也来劲头了，立马起身下床去吃饭了。没多久，老太太的身体也就好了，每天都开开心心的。

俗话说：一语惊醒梦中人，一念造就地狱，一念造就天堂，一个人的某种消极意识或观念一旦改变后，那么内心便会豁然晴朗，整个身心状态就像从阴雨绵绵到蓝天白云那样，发生迅速转变。

我们每个人都是积极心理与消极心理的统一体和平衡体。在心理的天空，不是东风压倒西风，就是西风压倒东风。通常消极心理是心理问题和心理疾病产生的根源，因此，我们需要经常及时地进行自我积极心理干预，持续不断改善我们的心理状态，让积极心态占领我们的心理世界，避免消极心理的抬升，进而保持自身的健康。

从这个角度而言，积极心理学是一门促进生命心身健康的学问，它是一门用以预防心理问题的发生，而不是寻找心理问题的学问，它更是一门预防与治疗亚健康、慢病的学问。

在同样恶劣的环境下，有的人身心会出现问题，有的就不会出现问题，只有持续不断开展心理"大扫除""大卫生"，祛除心理"雾霾"与"垃圾"，帮助人们开发积极心理模式（积极认知和积极情绪），才能真正有效预防各种社会与心理问题，预防MUS与心身疾病，才能真正遏制慢病暴涨的现状。

心理是以神经系统电活动的形式存在的，是生物医学看不见的生命现象，心理支配人的行为，控制人的情绪，同时也影响细胞的功能状态与生命生理功能。

人的心理是其过去社会、文化、人际编构内化的产物，并持续处于动态发展变化中。心理可以编构快乐，也可以编构悲伤；可以编构健康，也可以编构不健康。心理模式影响决定着生理模式，不同的心理状态对应着不同的生理状态，对应着不同的健康状态，而心理健康促进与积极心理开发可以改善生理状态。

生理系统是心理系统"知、情、意"的内在行为系统。通过积极心理干预，借由自主神经系统、内分泌系统及免疫系统形成一系列内在细胞行为模式的积极改变，可以改善人体的生理健康，进而提升生命整体健康状态。

积极心理干预就是通过提高正能量统合与转化水平，或直接输入不同积极心理能量与正能量形式，提升向好、向善、向上的心理力量。具体包括积极认知训练、积极情绪训练、积极人格训练等。我们每个人都存在积极心理素质，只要我们唤醒它、开发它，就可以培养"向好、向善、向上"的积极心态，就可以促进心理健康，预防心理问题；就可以促进生理健康，预防心身疾病和种种慢病，并促进疾病康复；进而也会促进整体社会核心价值观与道德建设，推进社会整体健康和可持续发展，降低社会与企业管理成本。

处于积极心理状态的人，其正能量水平高于一般人，体内的阴阳能量在高水平上达到平衡，自主神经功能也在更高层次上实现平衡，内分泌处于最佳组合状态，免疫功能最强大，也就不容易罹患疾病。

第八章

自愈力：人体是自己
最大的"医院"

生命拥有本自具足的自愈力量

生命自愈力的秘密藏于体内的干细胞，它们可完成组织再生及功能重建等；生命自愈力的秘密藏于体内的免疫系统，它能够清除入侵的致病微生物，让身体重新回归健康；生命自愈力的秘密藏于生命本自具足的系统力量，这是宇宙赋予生命系统的自平衡、自稳态力；生命自愈力的秘密最终藏在生命宏DNA中，DNA具有内在自修复力量。

生命"自我疗伤"的秘密

从断尾壁虎，到"杀不死"的涡虫

闷热的夏天，我们经常会发现，一些全身灰色的小东西贴着墙壁机灵地游窜着，不时会休息一阵子，静静地待在那里，那是在伺机等候自己的"点心"——苍蝇或蚊子。一些孩子好奇地想要捉住它，刚抓住尾巴，那小家伙挣脱着向更高的地方溜去了。孩子惊讶的是，手中居然留下了一截小尾巴。那只断了尾巴的壁虎，竟然没有流血，似乎若无其事地躲到其他地方了。没过多久，等我们再次发现墙壁上的那只壁虎时，孩子们会更惊讶，那只壁虎居然又长出了一条新尾巴。

这便是壁虎强大的自愈和再生能力。相比于其他动物被断肢后就成了终身残疾，壁虎的生命自愈力是强大的。

不仅仅是壁虎，还有一些动物也有这样不可思议的自愈功能，比如蜥蜴、蝾螈等，一旦四肢或尾巴被截断，它们可以在短短的时间内，再生出四肢或尾巴。

通常情况下，动物的头部是其生命的核心，切掉脑袋，许多动物注定就会死亡。然而有那么一些不可思议的动物，在切掉头部后，居然能重新生出头部，完成自己的生命周期，除非自然死亡。比如，生活在海洋中形如五角星的海星，截取它的任何一截肢体或部位，这个部位竟然能重新长出！还有一种通身滑溜的涡虫，它们是生活在清澈池塘和溪流中的一种水生扁形动物。涡虫通常不到2厘米长，切掉它的脑袋，居然可以再次长出一个新的脑袋；切掉它的尾巴，也能长出新尾巴；即使将它切成上百块，每个零碎的小块，竟然也能再长出完整的个体涡虫。

不仅如此，涡虫的自愈再生过程也非常神速，不论哪个部位遭遇截断，或被天敌咬掉，它都能在一周内重新长出损伤的部位，哪怕是肌肉、皮肤、肠道、尾巴，甚至整个脑袋。这种小家伙居然能在短时间内自我痊愈！

像涡虫这些动物为什么会有如此不可思议的自愈能力呢？

研究发现，涡虫之所以有这样强大而神奇的再生自愈功能，是因为它体内有一种类似人类胚胎干细胞的特殊干细胞，即尚未分化的原始细胞。这种干细胞占涡虫细胞总数的25%，因而具有无限的再生能力。涡虫体内那些丰富的干细胞，能够通过不断自我复制，产生与自己类似的细胞，并且在需要的时候，能分化形成任何类型和形态的涡虫生命体细胞，修复任何组织缺损，让涡虫保持完整的生命形态。

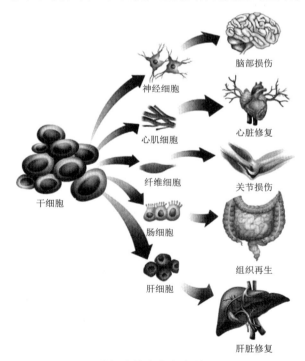

干细胞的分化与应用

地球上的许多低级生命，都具有这种强大的自愈力和再生能力。低级生命形态的这种自愈力，更多体现在其成体干细胞的潜在分裂分化与增殖能力上。低级生命由于细胞分化程度较低，因而体内拥有较高比例的原始干细胞，从而使得它们在断肢的遭遇下，可以迅速通过体内的干细胞及时分化和增殖，重新长出缺失组织和器官，让生命重新恢复以前的完整形态。

高等生命和人体生命也都具有一定的自愈能力，只不过这种自愈能力有一定的限度和条件，达不到低等生物这种强大的自我修复和康复能力。

当一个人的手指被水果刀不小心划了一道口子，很快流出血来，我们也会感到疼痛，然而，如果伤口不严重的话，不用药物，仅仅做些简单的伤口清洗和包扎，手指的伤口在一周内就会自然愈合。这是最常见的人体自愈能力的表现之一。

口腔溃疡，这是一个最普遍和容易反复出现的困扰人们生活和工作的日常疾病。它表现为舌头或口腔黏膜会出现缺损形成的白色“小坑”，一触碰就会感到疼痛难忍。虽然它并不会影响我们正常的生活和工作，却对我们日常饮食产生一定的影响。我们都知道，普通的口腔溃疡一般不用吃药，都会在一周左右自动愈合。

急性胃黏膜病变、胃溃疡，甚至骨折等，人体不少损伤都可以通过细胞组织再生修复，完成自愈过程。如果人体出现反复损伤、反复修复，有时就会出现偏差与异常，比如，出现黏膜不典型增生等。

如果人体受到的损伤，大于人体有限的自愈力，就只能采取相应的医学手段来治疗了。

在自愈力面前，相比于涡虫之类的低等小生命，看似雄壮威猛的高级生命和人类生命却是如此“脆弱”，人类的自愈能力是有限的，因此在日常生活中，面对各种复杂的外在损伤风险，我们需要时刻保护自己，免遭严重损伤。

起源细胞：神奇的干细胞

生命的自我修复和自愈能力，首先源于一种叫作干细胞的特殊细胞，它们是生命机体自我修复的"资本"。

人体内同样潜藏着大量的干细胞，它们是人体自愈力的物质基础和前提。干细胞再生自愈能力的内在本质力量蕴藏在DNA能量信息构象之中，属于宇宙能量之道，并与心理状态密切相关。

干细胞是一类具有强大自我复制能力的多潜能细胞，在一定条件下，它可以分化成多种功能细胞，从而修复缺损细胞。干细胞在人体深度睡眠状态下活性最强，失眠容易造成干细胞活性下降，进而导致生命自愈力下降。因此在日常生活中，我们通过改善睡眠，促进深睡眠状态，可以提高体内干细胞活力与生命自身的自愈力。

在每个生命体的不同脏器组织内，都储藏着大量"沉睡"着的干细胞，它们在一定条件下，会受到激发而分化为各种不同的功能细胞。

根据分化潜能，干细胞分为两种，一种是胚胎干细胞，一种是成体干细胞。

胚胎干细胞的等级较高，几乎是"全能型"的，它具有分化为个体生命几乎全部器官组织功能细胞的神奇能力，因而被称为全能干细胞。

成体干细胞的分化潜能较弱，属于多能干细胞或单能干细胞，通常仅仅能分化成为有限的某些特异性细胞组织。不过最新研究发现，成体干细胞也可以横向分化为其他类型的组织细胞。成体干细胞的激活与进一步分化，是成年个体生命体内器官和组织修复再生的基础，也是疾病康复、生命自愈力的基础。

不论是胚胎的分化成形，还是生命成体组织的再生修复，都是干细胞持续自我复制和进一步分化的结果，可以说受精卵是生命最原始的干细胞。

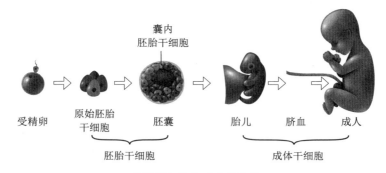

胚胎干细胞和成体干细胞

正因为干细胞具有分化发育和再生修复功能，现代医学在细胞培养技术的基础上，发展出了干细胞工程与再生医学，并成为21世纪乃至未来生命科学的一个热点和方向。

所谓干细胞工程，就是利用干细胞的增殖特性、多分化潜能及其增殖分化的高度程序性，通过人工体外培养干细胞、诱导干细胞定向分化，或利用转基因技术处理干细胞以改变其特性，以达到治愈特定器官组织病变的目标。

当受精卵分裂发育成囊胚时，将内细胞团分离出来，进行培养，在一定条件下，这些细胞可以在体外"无限期"增殖传代，这便是胚胎干细胞。它们可以发育成为各种不同功能的细胞，进而形成各种生命组织和器官。

人体所有组织中皆存在着干细胞，也就是说人体干细胞无处不在。如果未来能将一种组织的成体干细胞按照人为需要分化成其他组织细胞，人类就可以利用患者非病变组织干细胞来替代病变组织细胞，从而更直接有效地实现治疗疾病的目标，并可以从根本上避免异体移植带来的免疫排斥。

人体生命的每一个细胞，其DNA都拥有同一套整体生命的全息内涵，因此从理论上讲，任何一个体细胞都可以经过"恰当处理"，还原为多功能干细胞，进而再分化为其他不同的功能细胞、组织、器官，乃至"克隆"生命本身。

当今世界，干细胞工程技术迅猛发展，并在医学领域不断取得新的成就。

以色列一家工学院曾宣布，研究人员从胚胎干细胞中，培养出了完整的人类心脏组织。他们培育出的心脏组织，可以自然跳动。这个实验的成功，显示了干细胞移植治疗心脏病的可能。

英国科学家也声称用骨髓干细胞培育出了人体肾脏组织，这对于需要人体肾脏移植手术的患者，无疑是一个巨大的福音。还有德国研究人员宣布，他们借助患者自己的干细胞，通过分化培育，在治疗心肌梗死领域取得了可喜成果。

瑞典神经学家从某些流产胎儿脑中分离出神经组织干细胞，通过移植入患者的脑中，有效治疗了帕金森症，并在手术后长达10年的过程中，对患者进行随访研究，发现移植的神经元仍然存活，并继续产生多巴胺，促使患者的症状获得了很大的改善。

另据报道，美国佛罗里达大学生物学团队从正常小鼠的胰岛导管中分离出胰岛干细胞，并在体外诱导这些细胞分化成为产生胰岛素的 β 细胞，然后移植到那些糖尿病小鼠体内。那些没有接受移植的糖尿病小鼠在几个月后死去，而接受移植的糖尿病小鼠的体内血糖浓度适中，一直保持在健康水平。尽管实验是在小鼠身上进行的，但这无疑为无数糖尿病患者带来了一种希望。

众多事实显示，干细胞再生医学技术在治疗人类许多疑难病症、器官移植，以及促进慢病康复、抗衰老、恢复青春活力等方面，具有广阔的未来。

人体是自己最大的"药物工厂"

20世纪初，一位在美国从事研究的日本生物学家，从一头奶牛的副肾中，提取出了一种可以调节血压的物质，并制作成了晶体，取名为"肾上腺素"，这成为世界上提取出的第一种激素晶体。

不久，英国生理学家斯塔林和贝利斯，发现当动物进食，食物从胃消化后进入小肠时，食物在肠壁摩擦过程中，小肠黏膜就会分泌出一种极少量的物质，进入血液，再流送到胰腺，胰腺接到后就立刻分泌出胰液来。他们两人将这种物质提取了出来，注入哺乳动物的血液中，发现即使动物不吃东西，也会立刻分泌出胰液来，他们便给这种物质起名为"促胰液素"。

这两位聪慧的科学家，认为动物体内肯定不止这一种物质，而是还有着其他相似的物质，他们给这类数量极少但具有独特生理功能，并会激起生物体内器官分泌反应的物质，命名为"荷尔蒙"，即"激素"。

果然，在日后的研究中，各种各样新的生物激素不断被发现。这些令人吃惊的发现，成功开创了医学一个全新领域——内分泌学，并使生理学发生了重大变革。

随着进一步深入研究，人们开始转向各种人造激素。随着这些不同生物功能的神奇化学物质不断从实验室被提炼和炮制出来，人工激素成为20世纪最伟大的生物学发明之一。

如今我们已经认识到，激素是由高度分化的内分泌细胞合成并直接分泌入血液的一类特殊的化学信息物质。不同的激素通常是由不同内分泌腺或内分泌细胞分泌的高效生物活性物质，在体内作为信使来传递信息，通过调节各种组织细胞的代谢活动，来影响人体生理活动，从而对机体生理过程起调节作用。它们是人体生命功能动态涨落的重要而关键的物质。

随着研究的持续深入，人类已经发现了越来越多的激素分子，并且还在不断发现中。每种激素分子在体内存量极小，甚至比我们体内的那些微量元素还少，大多数生命体内的激素仅仅为几毫微克甚至几微微克水平，它们既非机体的能量来源，又非组成机体的结构物质，但通过传递信息，在协调新陈代谢、生长发育等生理过程中却充当了极其重要的角色。

不同种类的激素，按照功能分类：有调控机体新陈代谢的，有维持内环境相对稳定的，有促进细胞增殖分化的，有控制机体生长发育和生殖机能的，有影响衰老过程的，还有影响神经系统功能，有影响免疫功能的，等等。按照作用分类：有正性调节的，有负性调节的，从而形成正负即阴阳双相调节机制。

不同的激素组合，形成不同的激素分子云构象，造就不同的生命状态。

人在不同的心理与情绪状态下，激素分子组合（或称之为"激素矩阵"）不同。在生气时，人体内自然会分泌消极的"生气"激素，产生不良生理反应；心生恨意时，自然会分泌更多的与之相关的激素分子，并对脏腑功能产生损害作用；而在心生爱意时，体内就会分泌更多爱的激素分子，细胞濡养其中，自然处于良好功能状态。所以，不管外面世界是"狂风暴雨"还是"雨雪冰霜"，只要内心能时刻保持慈爱之心，细胞就如处在世外桃源，安逸而温暖，这是实现自我健康促进的最高境界。

任何一个激素的分泌量过多或过少，或者不同激素分泌的比例失衡等，都会引起机体生理功能的紊乱。

DNA是生命"健康之神"，健康态DNA通过编构健康分子与激素来达到健康目的。人体内庞大的动态涨落变化的激素分子网络系统，相当于一个生命大"药铺"，包含着各种各样的激素，这些激素分子就相当于"药铺"里的"药材"，通过不同的组合搭配，可形成万千药物处方。

而这个开具处方的医生恰恰是一个人的心理与情绪，善良的、积极心理开具的是防治疾病的"药方"，而负性的消极心理开具的就可能是引发疾病的毒性"药方"。

"人是自己最好的医生"，当一个人通过良好的认知训练、情绪训练、冥想训练等，开具出治病药方，并通过自己的DNA与细胞工厂，按照药方生产出相应的"药物"分子，就可以达到防病治病的效果。

　　爱与善是生命一种良性激素分子网络最佳的构象与组合状态，在爱与善的心理状态下，DNA处于最佳运行状态，激素分子网络处于最佳构象，细胞行为处于最佳运行模式，生命系统功能与形态结构处于最佳状态，生命拥有最佳感受与体验。

　　施大爱之心，行大善之举，以爱生爱，以善生善，甚至由恨生爱，由恶生善，持续不断诱导激发机体分泌爱与善的良性激素分子"药物"，最终达到强身健体、预防疾病、治疗疾病和促进健康的目的。

人体的自我保护力

"元气"：生命的自然保护力

中医学认为，元气是人体生命活动的原动力。元气来源于先天之气与后天饮食水谷精微转化而成的后天之气。

元气循行于全身。在内运行于五脏六腑，在外周行于肌肤腠理，无处不至，发挥其生命功能，成为人体最根本、最重要之气。我们可称之为"元能量"。

元气的本质是大脑动作电位、神经系统的能量流动，膜电位与人体电磁场的涨落。人的大脑是由1000亿个神经元细胞组成，每个神经元细胞通过1000~10000个突触动态与其他神经元形成万千环路联系，形成不同能量统合与转化模式，让人体不同能量之间可以互联、互转、互生、互克，点燃并维持各系统能量活动，调控各系统生命功能。

从系统医学看，元气可以看作是人体系统生命的内在自然力量。从能量医学看，元气就是人体生命能量流与能量场态。元气具有自生成、自统合与自涨落的内在力量。

人类作为宇宙最复杂的系统，是一个高度自组织、自适应、自发展、自平衡、自修复、自稳态，由多个子系统组成的宏系统。各个子系统都由自主神经系统双相调节控制。每个子系统的各个状态变量间相互联系、相互影响、相互制约，维系着各个子系统的动态平衡，进而又维系着生命整体宏系统的动态平衡。

人体的元气呈现动态波动性，需要濡养和补充，才能保证元气充盈和充盛，机体功能才能保持正常。

道自虚无生元气，放松与睡眠是濡养和补充人体元气的常见方法。一旦元气大伤，生命能量就会急剧下降，此时的个体生命也会很容易被外界病毒、细菌侵袭。一场风寒，就会因而得病。事实的确如此，在日常生活中，我们在极度疲惫，或休息不好，或情绪不佳，或营养不良的情况下，身体都会容易得病，感染疾恙。

过度劳累，过度纵欲，过度行走，过度说话，过度看电视，过度盯着电脑屏幕，都会损伤人体的元气，消耗体内的能量。因此，中医养生都要求一个人学会节欲，避免元气损失过多。只有保护好体内的元气，我们身体才能健康。

人体元气有着一定的盛衰变化。元气的盛衰变化，体现了个体生命生、幼、壮、老、死的自然规律。人从幼年开始，肾精以先天之精为基础，得到后天之精的补充，渐渐充盛，化生元气，由此便会促进生长发育。元气不足，则易于出现生长发育迟缓、生殖机能低下及未老先衰的病症。

人到青壮年，元气充盛，机体充分发育，形体壮实，筋骨强健，生命具备了生殖能力，意味着生命体达到了成熟阶段。

生命一旦到了老年，肾精渐衰，元气化生渐渐减少，生命机体便会出现衰老之象，生殖机能也随之衰退，直到元气衰亡，犹如油尽灯枯一般，生命不得不终结。

人体的一切生命活动，都是在元气推动和调控下进行的，元气是生命活动的原动力，是生命健康之"根"。元气亏少，都会导致一些病变发生，损伤人体健康。

元气是生命系统自组织、自发展、自平衡、自修复、自稳态的幕后推动力量，是干细胞增殖分裂的幕后力量，它是维护健康之"火"。

一根蜡烛，被风一吹，火苗变小，但只要仍有温度和蜡油，火焰还会旺起来；一旦火苗熄灭，则标志着蜡烛的能量活动彻底停止，不可恢复。生命元气，对于人体系统的持续运行意义，正是如此。

　　饱满雄浑的元气，可以让生命具有强大的系统自愈力量，也使得生命体从细胞到组织，从内到外，从局部到整体，实现不断的自我更新。

免疫细胞——潜藏于生命体的"救护队"

　　现代医学研究表明，人体生命自愈力，还来自生命个体自身免疫系统的免疫力。

　　良好的免疫力往往是自愈力的后盾。当一个人出现打喷嚏、流鼻涕、发热或嗓子痒等症状时，说明他已经感冒了。感冒是最常见的人体小恙，每当我们人体因情绪不佳、过度劳累，或者遭受风寒时，身体能量下降，免疫力下降，病毒就会侵袭上呼吸道黏膜细胞，并且大量繁殖，最终破坏黏膜细胞，释放炎症因子，吸引血液白细胞前来吞噬复制的病毒，然后再发出信号，请来T细胞、树突状细胞，随之B细胞也加入战斗，大量不同功能的免疫细胞最终共同战胜病毒，机体得以康复。

　　一般情况下，普通感冒，吃药7天会康复，不吃药7天也能康复，真正治愈感冒的是我们自身的免疫力。

　　西医目前没有精准精确的抗病毒特效药物，一旦出现病毒感染，西医所能做的，就是营养支持、免疫支持和对症治疗，对于重症患者还需要吸氧或呼吸机等生命支持治疗，以尽量维持生命的存续，直到其自身免疫力恢复，免疫细胞最终杀死病毒，患者才算痊愈。这期间，如果患者不能尽快恢复免疫力，免疫细胞不能最终杀灭病毒，患者就会病情日益加重，最终治疗无效死亡，这就是为什么更多老年患者常因冬季感染病毒，而过早离世的原因。

医学的使命：维护与激发生命自愈力

　　生命自愈力是医疗实践的基础，它有以下几个特征。

　　生命自愈力具有一定的独立性，或者说是非依赖性。一个生命体在自愈力发生作用时，除需要保证生命存续的起码要求外，它不需要依赖其他任何外在条件。生命自愈程序在那里默默地发生，自愈力在那里默默地进展，最终达到自动愈合。

比如，一个人手指受伤流血，在伤口处的组织采取紧急修复补救措施，凝血系统自动启动止血程序，组织附近的细胞加快复制和更新的步伐，伤口逐渐愈合。

生命自愈力还具有遗传性。一切生物的自愈力都包含在DNA遗传信息当中，它们的自愈力在出生时就通过双亲遗传而获得。生命自愈力的强弱，意味着一个人生命力的强弱。不同的生命个体，具有不同的自愈力水平，有的自愈力强大，好像百毒不侵；有的自愈力脆弱，弱不禁风。

生命自愈力的强弱与个体能量状态、心理状态密切相关，并容易受外在环境的影响。充足的休息、适量的运动、合理的营养、积极的心态、中医体质调理，可以提升一个人的自愈力。

中医是提升自愈力和免疫力的医学，自2019年底的新冠病毒疫情以来，大量事实说明，中医具有很好抗病毒效果。而中医抗病毒的本质是通过提升免疫力与自愈力来抗击病毒的。

生命自愈力的强弱还决定着生命个体的寿命长短。自愈力强大的人，寿命必然较长；自愈力低下的人，寿命自然相对较短。

公元前4世纪，古希腊的"医圣"希波克拉底一针见血地指出："患者最好的医生是自己。"

这句响当当的名言，并非医生预先为自己的救治意外推诿责任的托词，恰恰相反，它源于对生命深刻的认知，以及对所有患者的心理激励。

一个患者因病不仅要向外求助于医生的药物或手术刀，还要向内求助于自身的自愈力量。在病情好转之前，除了医生的药方之外，每个人都要努力做自己的医生，充分了解自己的身体症状和状态，通过良好的心态和自我调养，激发自身的自愈力，让自己的身体迅速走向康复。

治病是医生与患者共同参与和完成的过程，而患者自己的心态和行为甚至更为重要。

德国的一项研究发现，只要注意心身调养和改善生活习惯，60%～70%的疾病都能够自愈。我们知道，大多数"小"疾病，即使不吃药也能自愈，比如，遇到普通的口腔溃疡，尽管口舌有些疼，但我们通过多吃蔬菜，补充维生素，充足休息睡眠，就能在一周或几天内好转。至于MUS，许多时候只要调整心态，学会放松，每天保证睡眠，坚持运动，那些暂时冒出来的疑难病症，就会自动缓解，甚至消失……

这些都是靠我们自身体内强大的自愈力实现的。

然而，现实中，我们许多人包括医生在内，往往忽视生命自身的自愈力，忘了人体是自己最好的"医生"，也是自身最大的"药物工厂"。一旦出现不舒服，容易出现过度诊断与过度治疗现象。

化疗是目前临床生物医学治疗恶性肿瘤的重要方法之一，化疗是通过使用化学治疗药物来直接杀灭癌细胞达到治疗目的。化疗是一种全身治疗手段，无论采用什么途径给药（口服、静脉或体腔给药等），化疗药物都会随着血液循环遍布全身器官和组织。化疗药物在杀灭肿瘤细胞的同时，也会杀死人体正常的生命细胞，尤其是免疫细胞、骨髓造血细胞，由此降低人体免疫力和自愈力。目前，没有任何证据显示化疗可以治愈肿瘤，但化疗的毒副作用较大，会严重伤及患者的自愈力与生存期。

正常情况下，开始几个疗程的化疗，患者在经历了数次副作用之苦后，肿瘤增长被抑制，肿瘤体积会缩小，症状有所缓解，显示出明显的治疗效果，这让医生、患者及其家属心中十分高兴，看到希望之光，更难免会产生一种即将治愈的"错觉"。殊不知，这个过程的本质是化疗药物对肿瘤细胞与免疫细胞都进行了打压，但是对肿瘤细胞的压制更明显，结果也最令人兴奋，对免疫细胞的伤害暂时被忽略了。

但在随后的几个化疗疗程中，肿瘤细胞逐渐发生适应性变异，化疗对肿瘤的压制效果没有之前那么明显，肿瘤细胞终于顶住了化疗压力，开始新的增殖，但化疗对免疫细胞的伤害是持续累积的，患者的自身免疫力持续下降，直至下降到一定阈值，导致肿瘤细胞恶性级别开始升级，最终突破了化疗压制，呈现出爆发式增长，导致治疗无效，患者最终离开人世，医生与肿瘤的战斗才无奈停止。这是每一名接受肿瘤化疗患者的必然经历、必然过程，似乎无一例外。

在药物杀灭肿瘤与抑制免疫力的天平上，肿瘤细胞最终胜出了，化疗最终是帮助了患者、还是帮助了肿瘤？这是当下临床医学值得深思的问题。而我们确信，未来最有希望治愈肿瘤的一定是患者自身免疫力的觉醒与自愈力的激发。

疾病的康复与治愈，最终是依靠本自具足的自愈力，真正可以治愈疾病的只能是患者自己，药物、手术扮演的仅仅是辅助角色。因此在治病过程中，我们需要分清主次，避免本末倒置，疾病治愈的内因在于我们每个人自身，外因才是药物和手术，而所有的外因是通过内因才起作用、发挥效果的，即使服用了药物，做过了手术，就以为万事大吉，对稍有见效的病情掉以轻心，无所顾忌，那么极有可能会出现病情复发或恶化的情况发生。

对于每个患者来讲，不仅要感受自己的症状，了解自己的病情，认识自己疾病发生的原因，然后有针对性治疗，做合适的运动，进行合理的饮食，保证充足的休息，调整良好的心理状态，从而最大化激发自愈力，那么任何病情都会好转和康复。

如果在治疗疾病的过程中，人体的自愈能力遭到彻底破坏，即使再高明的医生，也不可能挽救生命。

医学应该首先是维护自愈力的医学。

临床医学仅仅从纯生物学角度去看待疾病与健康，它把心身整体的人体机械地分解成各种器官、组织、细胞与分子的思维方法，简单使用"手术切除""抗生素杀灭""药物阻抑"等粗暴方法来对付疾病的治疗原则，让病人成了器官、疾病成了症状、医疗成了检查、医师成了药师，导致重治疗轻预防，治病不治人的现象日益严重，导致伤害生命自愈力的医疗事件频繁发生。

自愈力是生命体自我修复能力的统称。免疫力是生命自愈力的一个重要部分。生命本身如果没有自愈能力，一切医疗措施都是徒然，任何疾病都无法康复。医疗最终是通过人体自愈力发挥作用的，因此，现代医学要深刻认识人体生命本身所具有的自愈力，并能有效激发这种自愈能力，在现代医学技术的协助下，使患者获得更好的治疗与康复。

因此，医学不仅仅是治病的医学，随着医学的发展和进步，随着广大患者意识的觉醒，人们将会认识到，真正的医学是如何保护好自身免疫力的医学、是如何激发自愈力的医学。未来医疗，应该是以激发生命自愈力来达到治病的目标，而不是破坏生命自愈力。

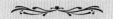

第九章

健康促进与生命养护

塑造向好、向善、向上的积极人生
让生命像鲜花一样绽放

健康是一个人在生理、心理、社会功能三大方面的良好状态，而不仅仅是没有疾病与疾苦。心理状态是个体生命内在的能量流，具有正负能量转化的"开关"作用。

　　同样一件事可转化为正能量，也可转化为负能量。只有塑造积极心理自主反应模式，培养良好的心理状态与积极人格，才能汇聚正能量，产生健康生理效应，让生命像鲜花一样绽放。

古老的命题：生命的本质

人的本质：从柏拉图到马克思

古希腊时期，著名的哲学家柏拉图在给学生讲课时，曾提了一个问题：什么是人？讲堂下的学生们哑口无言，没有人回答上来。于是，柏拉图向学生给出了自己的一个答案："人是没有羽毛的两足动物。"

很明显，这个答案仅仅是从生物外形构造上，企图给"人"这个物种下定义，界定出人的本质。不幸的是，第二天，作为老师的柏拉图就遭到了一位名叫第欧根尼的学生的反驳和嘲笑。那个学生特意提了一只被扒光了毛的公鸡走进教室，放到柏拉图的讲桌上，带着讥讽的口气说："难道这就是老师所说的人？"顿时，惹得整个教室的学生哄堂大笑。

人究竟是什么？换言之，人的本质是什么？

数千年来，这个问题依然是科学界和哲学界难以说清楚的问题，直到21世纪的今天，无数的思想家与科学家依然在探讨着。

面对浩瀚的宇宙星空与渺小的自身，人类在不断自我反思，反思我们自身——人——这个物种，何以迥然于其他无数的物种而独立于苍茫大地中？

至于后来柏拉图有没有修正自己的观点，不得而知，但这个著名的西方哲学界的逸闻，却流传了数千年，同时也让后世许多哲学家和科学家不断重新反思人的本质。

文艺复兴期间，法国著名的思想家帕斯卡尔在他的《沉思录》中又留下了一句经典的振聋发聩的格言："人是一根会思想的芦苇。"帕斯卡尔用文学性的语言，表达自己对人的见解。

后世还有许许多多对人的本质的思考和认知。最令世人瞩目的，便是尼采关于人的观点。尼采曾有一句著名论断：人类是从残酷的野兽通往上帝（神）的一道梯子。在他看来，人的本质是野兽与神之间的过渡。而且人类也永远只是过渡，不可能抵达神的地步。因此，人类自然也就拥有了野兽与神双重混合的复杂特质。

一些哲学家把人看作是一种具有更高感觉能力的动物。还有的思想家则认为人只是一个"感性实体"，趋乐避苦的肉体感受性是支配人类一切活动的永恒本性。

近代理性主义则将人从感觉实体上升为思维实体，认为人的本质是理性。比如康德认为，人只有摆脱感觉世界的支配，而服从内在理性发出的"绝对命令"，才是一个自我主宰的真正意义上的人。

不同的时代，这些种种关于人的本质的界定，都体现了人类对自身锲而不舍的思考和洞察。马克思关于人的本质思考是：人是一切社会关系的总和。

这个本质定义很简单，内涵却很丰富，全面地认识到人的社会性。马克思的观点，认为我们不能离开社会关系来谈人的本质，而社会关系是社会生产活动的体现。人是一种社会功能与能量编构，社会关系是人们在共同的物质和精神活动过程中所结成的相互关系的总称，即人与人之间的一切关系。

国外曾有一项对婴儿扶养方式研究发现，没有父母以及亲人扶养的婴儿，其体重与身高明显低于同龄婴儿，大脑发育也明显比同龄婴儿迟缓20%～30%，死亡率也高于那些由父母扶养的婴儿。

另外一项研究显示，离群索居、孤独的人常常处于免疫激惹状态以及无菌性炎症状态，抗病毒能力明显下降。

宇宙一切关系皆为能量关系。社会关系是一种能量场，是由不同人际结构形成的不同社会势能矩阵。人际能量同样也分为正能量与负能量，不良人际关系是负能量，可以致病，良好的人际关系是正能量，可以防治疾病。

每个人都是一个在社会适应和人际关系的建构中实现其自身价值的提升，在社会道德规范与个体理想人格追求中，展现存在意义的社会性动物。

生命的本质：单向心身能整体时空过程

人是一个具有高度自组织、自适应、自调节、自进化能力的、动态的心身能整体平衡系统，同样也是一个由DNA与神经系统双相控制的能量信息物质化表达，具有非线性、时变和随机性、模糊性和复杂性，历经生、壮、老、病、死的生命过程。人体各部分（分子、DNA、细胞、组织、器官、系统）之间，人体与社会环境之间，人体与自然环境之间，都会通过各种信息沟通与影响机制相互联系，相互制约，从而形成一个不可分割的"形神一体、天人合一"的心身能整体。

纵观每个生命体，包括我们每个人，无不是从出生走向死亡，并以相对固定的寿命为期限的一个持续性单向时空历程——说它是单向的，是因为我们每个人都不可能返老还童；说它是持续的，我们可以停下脚步走路，但我们不能停歇生命内在进程的步伐，我们不能阻止青春期的自己成长，也不能阻止一个成年人慢慢变老。

我们正常人注定要经历生、老、病、死的过程，注定要历经种种断、舍、离的人生之苦，也注定要饱尝六欲与七情之害，几乎没有人能逃避这个生命所固有的"宿命"。

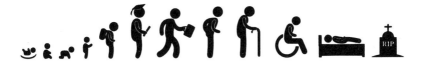

每个人都经历着从出生到死亡的生命过程

中国古老医学经典《黄帝内经》指出"形乃神之宅，神乃形之主"，即健康之人，形神相互依附，不可分割；同时还提出"血气已和，营卫已通，五脏已成，神气舍心，魂魄毕具，乃成为人"的人体生命心身能整体时空观。

中医学早已认识到，一个正常的人同时具有两个"世界"——生理世界和心理世界，即物质世界与能量世界，形体世界与心体世界。前者是有形的，后者则是无形的，因此，每个人都是有形生理世界和无形心理世界的和谐统一体。中医学是世界上最古老的心身医学。

让我们再从生命学角度审视，人的本质究竟是什么？

昨天一个鲜活的生命个体，今天因天灾、人祸或疾病死亡，从形体外观上看，人还是那个人，进行尸体解剖，器官组织亦同活人，甚至DNA测序结果也是一样的，但昨天是活人，今天是死人，具有本质上的差别！那么，昨天的活人减去今天的死人之差是什么？首先是生命电信号，心脏不再产生心电信号，大脑神经元不再产生动作电位，神经之间不再有介质传递，神经内分泌系统不再产生激素分子，细胞线粒体不再生成能量，细胞膜不再有膜电位与包膜运动，虽然结构尚在，但不再有功能活动，不再有能量流动。

活人与死人的本质差别在于没有了电信号，没有了能量流，没有了细胞膜电位与激素分子云，这部分代表着生命个体"活"的部分。从宏观生命学角度看，生命这个"活"的部分就是生命的能量与心理部分，中医称其为"精气神"，亦可称"元气"，它在生物医学表观呈现为各种脏器功能（呼吸运动、心脏跳动、肠道蠕动等），人死去的首先是代表个体生命的能量心理部分，生命的本质是能量与心理，健康的本质也是能量与心理。没有能量与心理健康就不可能有真正的健康。

每个人的成长和发展，都是我们大脑与DNA能量信息和外部环境能量信息进行交流互动的有形化表达过程，也是每个人在社会群体活动中，发挥个性化功能和作用、实现个体生命价值的动态发展过程。

生命活动期间，自然会出现心理情绪等问题，这些问题既可以内化为个体生命各种生理问题，也可以外化为社会行为问题。

每个人都具有自己独有的行为范式，即人格特征。一个人不同的心理情绪模式会产生相应的生理反应及社会行为模式，从而造成不同的健康状态。积极（如乐观、愉悦、高兴、放松、仁慈等）的心理情绪模式或心态，会激发人体生命能量，增强机体生理免疫系统功能等，从而让生命保持在健康状态；相反，消极（如抑郁、消沉、悲伤、堕落、颓废等）的心理情绪模式或心态，则会削弱人体生命能量，使免疫系统功能下降，进而容易遭到各种疾病的侵袭。

如果说，人生是一场旅行，那么它唯一的终极目的地就是坟墓，向死而生。我们每个人，包括世上每个生命，注定都要走向死亡。然而，所有的人从出生走向死亡的自控内涵，可以是不同的，往往千差万别，我们的生命长度、生命经验、身心感受、精神觉悟、社会价值等，都各不相同。

大部分人从出生到死亡的过程，也是从健康走向疾病的过程。在他们走向死亡的生命"旅行"中，一般要途经众多不同生命健康状态的"站点"——心理亚健康、心理问题、心理问题躯体化症状、中医体质变化、亚健康状态、心身疾病、慢病。它们构成了人类生命健康状态的不同层次。

摆脱困境：修炼抗压、抗挫能力

社会是一个人际关系动态变化的系统，人生是一个动态涨落的生命场。每个人身边都有不同的人，有的人对你好，也有人对你并不友好；一个人会遇到好事，也会遇到一些不好甚至恶劣的事件。

每个人的人际关系、人际结构都具有一定的变化性、波动性，它是一个时空能量函数，最终形成一个人的人生波动曲线：起起伏伏、顺逆相伴，有高峰，也有低谷。所以，顺境时不要张扬，谦和低调；逆境时不要气馁，愈挫愈勇，要相信人生没有过不去的坎。一个人处逆境与绝境时，需要的是潜心定智，耐心等待时空转化的契机，一切终将峰回路转、柳暗花明。

有这样一个故事：

老张跟随旅行团前往国家自然森林保护区游玩，在导游的带领下，老张一行参观了栖息于此的亚洲象、草原狐、驯鹿等野生动物。面对大自然的美景，老张不禁陶然忘我，拿着相机四处拍照，不知不觉与旅游团走散了，老张越走越远，走进了未被开发的森林深处。

没多久，草丛中出现了一阵异样的动静，令老张心生恐惧。他想到导游的叮嘱：森林保护区外经常有猛兽出没！果然，一只老虎出现在他眼前不远处，向老张扑来，将老张追到了悬崖边。悬崖下是深不见底的河流，危机中的老张身处绝境，惊恐万分。这时又有一只雄狮突然出现，老张被迫跳下悬崖，挂在一棵树枝上。这时悬崖上的两头猛兽虎视眈眈，下面的深渊中还可能有鳄鱼在伺机觅食，老张上下不得、深处绝境，想到将要成为猛兽的口中美食，他陷入对死亡的无奈和恐惧之中。

面对眼下的绝境，喘息之间，老张心境渐渐平和下来。这时他嗅到了一阵花香，循着花香方向发现悬崖上绽放着一丛丛紫白色的石斛兰，石斛兰的旁边还有许多果树，看到这些世外桃源般的美景，他顿时心中升腾起一股力量，即便生死攸关之际，也要享受当下美景。他沉醉其中，暂时忘却了恐惧和生死，内心变得平和安详，甚至拿出相机拍照。

就在这时，猛兽的怒吼惊醒了他的幻境，两头猛兽为了争夺猎物的归属权而猛烈厮杀起来，最终双双跌入悬崖。从险境中脱困的老张豁然开朗，他沿着悬崖峭壁奋力攀爬，终于安全回到了山顶！

回到家中的老张，窗台上摆放着从悬崖上采摘的那一束灿烂的生命之花。他凝望着花朵绽放的光彩，欣慰地写下一段话：处于逆境与绝境的人，往往会感觉山穷水尽，灰心绝望。如果能够转念转境，沉静下来，保持平和和积极的心态，寻找机遇，蓄势待发，当时空发生转化时，就会柳暗花明。

　　一个人不论遇到何种困境或绝境时，要学会平心静气地面对和思考，放下内心恐慌，保持一定的抗压、抗挫能力，才能化险为夷，走向坦途。

从健康、亚健康走向疾病

树立"多维"健康观

英国大哲学家约翰·洛克曾说："健康的灵魂寓于健康的身体。"我们说一个人健康，一般是指他是一个"正常人"，不是一个病体奄奄的"病号"，不是某个需要接受治疗的患者；同样，一个精神病患者，我们也不能说他是一个正常人，更谈不上健康了。可见，健康不仅关乎我们的身体，还包括精神心理层面。

我们每个人都应该时常反观和认识自己：我是一个健康人吗？

一个人是否健康，需要用科学的指标来衡量，从而判断自己的生命状态，是处于健康状态，还是疾病状态。

随着现代医学的发展，人类对自身健康的认知，不断升级，也更加全面。在最近半个世纪里，世界卫生组织（WHO）就对"健康"一词进行了三次阐述。

早在1948年，WHO在组织法中就提出：健康不仅仅是没有疾病或疾苦，而是体格、精神和社会适应的良好状态。到了1990年，WHO进一步对"健康"的定义进行了升级：健康是指一个人在躯体健康、心理健康、道德健康及社会适应良好这四个方面都健全的状态。21世纪开端，WHO再次对"健康"做出了新的更全面的解释：健康是指一个人在生理、心理、社会功能（包含社会适应、社会行为、社会道德等）三大方面的良好状态，而不仅仅没有疾病和疾苦。

以这个最新定义标准来衡量，现实生活中的我们，又有多少人才算是真正的"健康人"呢？在世界变化日益加剧的今天，在现代文明和生活压力巨大的当下，在层出不穷的身体疾恙侵袭和焦虑、抑郁等形形色色心理问题的干扰下，我们大多数人，在严格意义上，毫无疑问地被归为"亚健康"人群。这不是主观论断，而可能是一个不争的事实。

WHO的这个"健康"概念包含三个维度：生理、心理、社会。这三个维度并非各自为政、各不相干，而是始相互联系、相互依存、相互影响、相互促进。

这三个维度还可以简化。社会和心理这两个维度同属于心理学范畴，所以，健康的核心构成，就可以简化为生理和心理两大内涵。而联结心理与生理的桥梁是自主神经系统，所以，自主神经系统功能平衡，即中医的阴阳平衡，才是健康的本质内涵。生理和心理，本身又是生命现象互为镜像的两个侧面，任何心理状态都是伴随着生理的心理，而任何生理背后都有相应的心理状态与之对应。这就是生命的心身一体观，也是心身医学的基础与前提。

心理的改变，必然会引起生理的改变；而生理的改变，也必然会造成心理的改变。日常生活中，我们难以改变生理，但可以通过改善心理来优化生理功能，进而达到健康促进效果。从这角度来看，心理才是健康的核心，人的心理内涵远远比生理内涵更为深广。从广义心理学视野来看，健康是一种积极的价值观和态度，是个体生命对自然和社会环境适应良好的一种状态，也是个体生命内部环境与外部环境相互适应、相互协调，达到和谐有序、平衡稳定的一种生命状态。

健康是一种向好、向善、向上的人生态度，是积极适应自然环境、适应社会环境状态的一种心理与生理的良好状态，外在表现为良好的人际关系、生活方式、良好的人格等。因此，积极的价值观，就成为健康的内在要求，它可以形成积极认知、积极情绪，从而塑造我们每个人积极的人生态度、积极的生理状态与健康的体魄。一个完全健康的人，就是实现了生理与心态同步积极良好的生命状态，也是自主神经系统功能平衡的良好状态，中医阴阳平衡的良好状态。

按照中国古代先贤的观点来看，健康是一个生命处于天合、地合、人合、己合的良好状态。

这"四合"具体指的是什么呢？

天合，指的是人与季候变迁、寒暑雨雪等天象时节运行的和谐，能认识和顺应天道循环而进行相应的理性调节。古人所说的"顺天者昌，逆天者亡"，大约就包含这层意思。

地合，指的是人与地理条件的和谐，即一个人的生活能与其所处的自然环境达成平静的和谐状态，不破坏、不污染自己的生存环境，维持自然环境的良好，我们才能与大自然友好相处。这个地球是我们生存的立足之地，而我们人类如今对土地的破坏，对森林的大肆砍伐，对海洋、空气的污染……都是与"地合"状态背道而驰，如果我们不及时保护生存的环境，长此以往，我们每个人的健康势必遭到威胁。

人合，则指的是一个人在社会中的人际关系的和谐，包括家庭、爱情、亲情、友情等社会性关系达到一种和睦、融洽的状态。

己合，则指的是自我内在各部分心身能整体和谐，以及每个人与自己的过去、当下、未来和谐，即不过度沉湎过去，没有心理阴影；以积极的态度面对和处理当下的事情，而不怨天尤人；对未来的道路和人生怀抱希望，而不杞人忧天。

根据能量医学，健康是人体内部阴阳/正负两种力量平衡统一的状态。反之，人体的两种力量，如果出现失衡，那么就意味着亚健康或疾病的来临。

一个人的健康状态一般可划分为九个能量级：一级为重度疾病状态，二级为中级疾病状态，三级为轻度疾病状态，四级为疾病高风险状态，五级为疾病中风险状态，六级为疾病低风险状态，七级为低级健康状态，八级为中级健康状态，九级为高级健康状态。

一个人如果能做到保持积极心态，拥有积极人格，自然会有良好的人际关系和社会威望，他就拥有了一种高级的健康状态。

现代人的"流行病"：亚健康

正如黑与白之间存在大片的灰色地带；生命健康与疾病之间，则存在着大量的亚健康状态。随着临床诊断技术的不断发展，以及人们对健康的关注日益增加，健康体检日益普及，发现了越来越多的亚健康问题，据统计，亚健康人群已高达75%以上，人类进入了亚健康时代。

从临床医学角度看，一切临床疾病之外，以及慢病之前的非正常非疾病状态，都可归为亚健康问题。

每个人从出生走向死亡，就是在各种环境致病因子、社会致病因子与自身内在致病因子交互作用下，从健康走向慢病的动态发展过程。亚健康状态是介于健康与慢病之间的一种心身能整体功能紊乱状态或低质状态，尚未达到所谓的"疾病阈值"，即未达到临床生物医学临床慢病诊断标准，尚未进入临床疾病区间，但已经出现"生物、心理、社会功能"方面的异常改变，以及中医心身能体质上的变化，大部分人在生命终止前，长期处于不同程度的亚健康状态，却一直未达到临床慢病的诊疗标准、未超越临床疾病边界，享受着非疾病人生。

人的一生，会在不同时间、不同程度上经历亚健康状态，因此，亚健康问题已经发展成为现在与未来人类健康的重要问题。

现实生活中大部分亚健康问题，尚处于从健康走向慢病的早期未分化阶段，这种未分化状态可以保持很多年。它们一般没有明确的生物学、物理学、化学性致病因子，是一种非感染性、非物理损伤性、非化学损伤性慢病前状态，是一种心理自主神经功能紊乱的生命状态，是一种疾病未分化状态。

亚健康的发生发展具有潜隐性特征，这些亚健康问题常常是在人们不自觉、不自知、无意识状态下，潜隐发生，逐渐发展，直到出现临床症状或被健康体检、临床检查发现。因此，亚健康问题大多是我们在疾病出现之前的隐秘现象。因此，很多人很难自觉发现，也常常不知道自己出现了亚健康问题。

亚健康状态，不仅仅是身体器官或生理系统出现非正常状态，它们常常还伴随心理亚健康、心理问题、中医偏颇体质、自主神经功能紊乱。亚健康多是心理自主神经功能紊乱或障碍（PAND）引发的躯体化生理改变，常常出现临床难以解释的症状（MUS）、某些生化指标异常（NDI），甚至形态学发生变化（NDM），但都不能因此被确诊为临床疾病。

当前，亚健康已经发展成为现代社会中普遍流行的"疾病前"现象。

从不同的医学体系来审视亚健康问题会有不同的认知。从心理学视野来看，亚健康状态是心理问题的躯体化、生理化、形态学变化的表观呈现形式。从中医视角看，亚健康则是不同类型中医心身能整体体质（CMC）异常变化。从现代生物医学来看，亚健康是人体自主神经功能失衡、内分泌与免疫功能紊乱造成的潜在心身疾病的未分化状态，主要表现为MUS、NDI与NDM。

亚健康状态具有一过性、短期性、间断性、反复性、变异性、自限性、可逆性等特征，患者会因此反复到医院各个临床科室就诊，却难以获得满意结果。亚健康状态是一种疾病高风险状态，需要专属于自己的、不同于临床疾病诊疗策略的方法来进行有效诊疗，从而达到遏制疾病于未萌发之前，实现预防疾病发生的目标。

认清让人困惑的"MUS"

在当下的各大综合医院门诊患者中，总有这样一批"患者"，他们有各种不适症状，有的甚至很严重，他们不断"逛"医院，看不同的专科、看不同的医生，查来查去检查不出任何疾病来，各个专科医生只能给予"对症"治疗，患者"病症"反复不愈。这就是目前极其流行的"医学难以解释的症状（MUS）"，由于大多临床医生不能正确识别，导致患者走上不断换医生、换科室、换检查、换药物、换医院的"逛医"之路，这起码也是大医院门诊量持续居高不下的原因之一。

MUS本质是一组心理问题躯体化症候群，它另外的一个名称是躯体转化障碍，可以表现为任何系统、任何器官的任何症状与体征。MUS往往具有多发性、可变性、反复性特点，主要缺乏疾病诊断的病理生理指标，病程迁延，患者反复求医，常见有疼痛、心慌、胸闷、气短，某些部位功能紊乱或障碍，以及感知觉体验的改变等。综合医院患者MUS非常普遍，据统计，在综合医院门诊就诊的患者中，MUS所占比例已经超过1/3，但识别率仅仅只有10%左右。

在中国，由于受历史、文化和人们头脑中某些观念影响，90%以上焦虑与抑郁患者以及与心理应激相关疾病患者，他们直到身体出现某种明显症状（即心理问题躯体化症）之后，才去医院各相关临床科室就诊，他们一般不会主动诉说，甚至故意隐瞒心理情绪问题与相关社会因素，只对医生主诉他们的躯体症状（胸闷、心慌、头痛、头晕、恶心、干咳、过敏、腹胀、腹痛、失眠多梦、疼痛等），这些症状常涉及所有临床科室，如消化科、心血管科、呼吸科等。

这些不同的MUS症状可以暂时缓解、但会反复出现，反复变化，常常需要在不同的临床科室就诊，面对不同的临床医生，需要进行大量不同的临床科室生物医学检查，却都发现不了可确诊临床疾病的阳性结果，即使发现一些生化指标异常，细胞学、组织学、形态学变化，也都是非特异性的，难以做出临床疾病诊断。

我们可以将MUS看作是以躯体化症状表达的一种心理诉求。以此类推，心身疾病就是以功能性疾病或躯体性疾病表达的一类长期累积性心理诉求，都是不同心理能量模式的外在转化表现形式。比如，长期处于悲伤欲哭心态的人，容易出现慢性鼻炎、鼻窦炎问题；长期处于敢怒不敢言环境的人，容易出现胸腔堵塞感与癔球症；长期压力大、工作承受不了，就会出现消化不良、厌食症；遇到难以解决的问题容易头痛；负担过重容易出现腰腿痛；厌恶情绪容易诱发恶心呕吐；偏执、自责、敌对容易罹患皮肤病；人际敏感、紧张容易过敏、哮喘；自我矛盾、自我不和谐、自责与自身免疫性疾病密切相关；严重抑郁、自卑、自我毁灭心态容易罹患肿瘤等。

由于MUS本质上是一种心理诉求，所以在医疗策略上需要增加心理纾解的内涵，开展心理评估以及中医心身能体质评估，积极给予认知情绪治疗、抗抑郁抗焦虑药物治疗与中医心身整体治疗等。

MUS发生的机制是心理问题通过自主神经功能失衡、内分泌功能紊乱、免疫功能失调等引起的生理功能异常，表现为临床不适症状。反之，凡涉及自主神经功能失衡、内分泌功能紊乱、免疫功能失调的临床问题，也多伴随心理问题。有些MUS患者属于潜意识心理问题，不一定能够通过心理量表测评发现心理问题，但仍需要给予其一定的心理治疗。

治疗MUS的核心与关键是针对心理问题的治疗，而不是各个系统的相关症状，需要治疗的是患病的人，而不是患者的病症。

如果医生仅仅针对"患者的病症"，就需要治疗其不同系统表现出的病症。从临床医学的角度，这样一名患者，就会变成"多种病症人"，就需要去不同的科室就诊，就需要接受不同的专科检查，各科会给出不同的诊断，不同的治疗方案，这样的结果已经偏离了MUS的内在本质，属于治标不治本，往往达不到满意的治疗效果。

如果医生将治疗对象看作是一个"患病的人"，看作一个生命整体，而不是仅盯着病症，这样才是医学"治本"之法。如此一来，医生只需要抓住主要矛盾，抓住心身自主系统功能紊乱，提纲挈领，从根本上消除各病症得以出现的那个"根源"。心理自主神经功能一旦恢复平衡，那么患者的各种病症自然就会消失。

疾病究竟是什么"东西"

对疾病这个词来说，我们都很熟悉，但对疾病的概念与内涵，我们很多人可能就不清楚了。

疾病到底是什么呢？仅仅是细菌、病毒的侵袭对我们身体造成的伤害吗？拥有同样"外观"的人类躯体，为什么有些人几乎平生很少得病，朝气蓬勃，精神饱满；有些人却整天"泡在药罐子"，萎靡不振，气息奄奄？面对同样的流感，有些人就容易感染，出现各种症状；而有些人却保持一如既往的健康，毫无症状，安然度过。因此，疾病不仅在于外界的那些致病因子，更在于我们自身内在抗病能力的强弱。

疾病是一个人对自然和社会环境适应不良，在多种外在与内在健康风险因子、致病因子的相互作用下，经过一定时间积累出现的相对稳定的心理、生理、社会功能的异常状态，表现为情绪、代谢、生理功能、形态结构的异常变化，这种变化超过了一定范围或阈值（即临床疾病诊断标准），使正常的生命活动受到一定的限制或破坏。表现出可觉察的不适症状或体征、异常生理指标、异常形态学改变或异常行为；这种状态继续发展的结局可以是直接导致死亡、长期残存（不完全康复，社会功能与生活质量降低），也可以是康复（完全恢复正常）。

总之，疾病是我们个体生命在心理、生理、社会功能三个维度出现的影响或损害生命活动的异常状态，以致我们不能正常生活。严重的话，甚至会造成生命的彻底毁灭。

根据发病的急慢程度，疾病可分为急性疾病和慢性疾病两大类。根据疾病与心理的关系，疾病又可分为心身疾病和身心疾病两大类。

根据致病因子的来源，疾病可以划分为感染性疾病和非感染性疾病两大类。感染性疾病又包括传染性疾病和非传染性疾病；非感染性疾病则包括外伤、物理损伤、化学损伤性疾病及慢性非感染性疾病。

什么是感染性疾病？顾名思义，它是由外在病毒、细菌等生物致病因子直接造成的。病毒与细菌无处不在，并经常定期突变、变异来侵袭骚扰人类，产生不同感染性疾病。然而，这些不过是致病的外因而已，内因则在于我们自身。

另外，我们的体内本身就寄生着一定数量的细菌、病毒、支原体、衣原体等，比如鼻病毒、各种肠道细菌等，这些微型的我们肉眼看不见的寄生物在我们体内"和平相处"，当我们机体整体能量下降，比如受寒、疲劳、情绪低落等引起心身能体质下降，身体的免疫系统功能就会下降，就会导致大量病毒和细菌过度繁殖，乘虚而入，引起局部炎症，最终引发感染性疾病。

中医学认为，感染性疾病是一种生命能量的失衡状态。在疾病出现时，强调外淫与内邪。

外淫即风、寒、暑、湿、燥、火六种病邪。六气太过、不及或不应时，都会影响到人体的调节适应功能，导致细菌、病毒等病原体的趁机侵袭、滋生。

六淫是来自外界环境的六类致病因素，它随着四季气候的变换而呈现不同的特征：春季多伤于风（伤风），夏季多伤于暑（伤暑），长夏多伤于湿（伤湿），秋季多伤于燥（伤燥），初冬多伤于火（伤火），冬季多伤于寒（伤寒）。

风为春季的主气。风气淫胜，伤人致病，则为风邪。风邪侵袭，多从皮毛而入，经常伤及人体的上部（如头面）、肌肤表层等，使皮毛腠理开泄失衡，出现头痛、恶风等症。风邪是人体各种外感疾病极为重要的致病因素，因此被中医称之为"百病之长"。

暑为夏季的主气。暑为火热之气所化，暑气太过，伤人致病，则为暑邪。暑邪致病，有明显的季节性，主要发生于夏至以后，立秋之前。暑邪致病，根据程度轻重，中医分为伤暑和中暑两种情况。比如起病缓，病情轻者为"伤暑"；发病急，病情重者，为"中暑"。暑邪伤人多表现为一系列阳热症状，如高热、心烦、面赤、头昏、目眩等。

湿为长夏的主气。长夏即农历六月，夏秋之交，阳热尚盛，雨水且多，热蒸水腾，潮湿充斥，为一年中湿气最盛的季节。一旦湿气过重，伤人致病，则为湿邪。湿邪为病，长夏居多，但四季均可发生。除了气候潮湿因素外，还会因涉水淋雨、居处潮湿、水中作业等引发疾病。

　　燥为秋季的主气。秋季天气收敛，气候干燥，昼夜温差较大，燥气太过，就会伤人致病，即为燥邪。燥邪伤人，多从口鼻而入，引发呼吸道和肺病等。根据秋天气候的变化，燥邪还分为两种——温燥和凉燥。初秋尚有夏末之余热，久晴无雨，秋阳以曝，燥与热合，侵犯人体，发为温燥；深秋近冬之寒气与燥相合，侵犯人体，则发为凉燥。

　　火为初冬的主气。火热伤人，机体阳气亢盛，临床上多见于人体上部，如头痛、面红、咽喉红肿、牙龈肿痛、口腔糜烂等病症。火邪既可以迫津液外泄而多汗，又可以直接消灼津液，出现口渴喜饮、咽干舌燥等伤津的症状，以及体倦乏力等气虚症状。火热与心神通应，如果火热过盛，或持续较长，也可扰乱心神，令人出现心烦失眠或者狂躁不安、神昏谵语等病症。

　　寒为冬季的主气。寒气太过，伤人致病，即为寒邪。一旦遭受寒邪，最易损伤人体阳气。阳气受损，失其正常的温煦气化作用，则可出现阳气衰退的寒证，表现为恶寒、无汗、鼻塞、流清涕等症状。根据人体所中寒邪程度的深浅，中医将其也分为两种：寒伤及肌表，称为"伤寒"；寒邪伤及脏腑，称为"中寒"。

　　当然，不同季节所对应的只是不同外邪的主流因素，而非刻板地绝对化，比如，并非所有的伤风都来自春天，也并非所有的伤寒就来自冬季。风虽为春季的主气，但终年常在，因此风邪为病，一年四季常有，只是以春季为多见而已。寒邪常见于冬季，不过寒邪为病，也可见于其他季节，如气温骤降、涉水淋雨、汗出当风、空调过凉，都是人们经常遭受寒邪的重要原因。

　　中医提到的六淫，可以说是人体内在能量与外界能量间的一种博弈。当外界能量引起人体能量的紊乱与失衡，导致体内气血凝滞、经络闭阻、阴阳失衡，在西医表现为自主神经内分泌功能紊乱，免疫细胞功能下降，导致感染性疾病或功能性疾病，甚至脑梗、卒中、心梗等疾病。

　　中医的内邪主要指的是七情致病，称为"情志病"，强调七情过发容易引发不同病症，中医七情包括喜、怒、忧、思、悲、恐、惊。七情过发引起肝郁气滞、气机紊乱，导致自主神经功能失衡，内分泌与免疫功能失调，细胞行为异常，造成不同亚健康与疾病。七情致病多为心身疾病。

　　那么，什么是心身疾病呢？

　　心身疾病是指心理社会因素在疾病发生、发展中起主导作用的一类躯体器质性疾病和躯体功能性疾病，包括与心理情绪明显有关的躯体症状与体征，伴以生理功能改变为主的功能性疾病与伴有组织、器官病理改变的躯体器质性疾病。

　　心身疾病的本质是一个人对社会环境适应不良（消极认知情绪模式），通过不良应对方式（包括不良生活方式）形成由边缘系统-自主神经-内分泌系统组合而成的消极心理情绪自主神经反应模式，引发自主神经功能失衡、内分泌功能紊乱，导致靶器官、靶组织细胞DNA表观异常变化与细胞行为学异常，进而发展为有形化的病理生理与病理形态变化，引起细胞功能、组织功能、器官功能、系统功能出现异常并超过一定阈值，最终成为病患。

　　心身疾病属于认知情绪失衡性疾病或社会适应不良性疾病。当一些社会应激事件发生在那些消极认知的人身上，由于偏见或狭隘的认知，他们会产生不良情绪。当各种不良的情绪长期积累而没得到化解或释放，通过自主神经持续异常的动作电位，会引发种种生理问题，逐渐出现MUS、NDI、NDM等亚健康状态，最后发生心身疾病，迁延日久，就会演变成慢性疾病，简称"慢病"。

　　心身疾病乃至慢病，不仅仅是生命某个局部器官与组织的疾病表现，而是生命整体系统异常变化下的局部病变，人体任何"局部病变"都是生命"心身能整体系统异常"这个冰山上的一角。一个医生如果只看见"冰山"上的局部病变，而看不到冰山下的生命系统性异常变化，就称不上是上医。

　　西方"医圣"希波克拉底曾说："对于一个医生来说，了解一个患者，比了解一个患者得什么病重要。"意即，一个合格的医生需要对患者了解更多、更全面的信息，诸如，患者的心理状态、中医体质、生活方式、人格特征、近期饮食、家族遗传史，等等，才能更准确更全面地诊治病患。

在日常医疗过程中，一些普通医生只知道针对具体的症状、具体的疾病进行"局部"治疗，而不懂得进行全身系统性诊疗，尽管十分"专业"，但很不全面，很不系统，只能称之为"工匠性"医生。

从本质上讲，并不是外界的致病因子让你生病，而是你的身体对致病因子的反应模式与应对模式让你生了病。面对相同的外界致病因子，不同体质和心态的人，因其不同的生命反应模式，往往会产生不同的疾病与症状。

疾病就像一座冰山，通常情况下，西医探究的多是水面上的可见冰山部分，而中医、心理学则会关注到隐藏在水面下的冰山部分，它们揭示的是疾病不同层面、不同机制与不同维度。因此，只有中医、西医和心理学三者相互补充，联合起来，才能更完整地诠释疾病全貌，才能更好地诊疗疾病的表里层面，最终让患者恢复到健康状态。

认识疾病的新"脾性"

曾有一名15岁女孩，因咳嗽、气喘、发热（39.0℃）发病，被父母送到当地医院，医院按照普通感冒进行了治疗，发热消失，但女孩咳嗽没有消失，而且还出现了心慌、乏力的症状；于是她转到了省级医院，医院进行各种化验、拍片检查，各项都显示正常，医生便按照咳嗽、气喘等上呼吸道感染症状，给予抗菌消炎等对症治疗。治疗了1个月，症状不仅没减轻，反而加重，并出现烦躁等不适。

女孩再次被转到另一家三甲医院，入院时咳嗽明显、烦躁、寡言、拒食，查体不配合；血尿便常规检查，支原体、衣原体检查正常；心电图、胸片也正常；甚至进行了腰穿检查，也未见异常。颅脑拍片发现，双侧额部脑沟稍增宽；脑电图提示轻度异常；诊断为"病毒性脑炎"，给予抗病毒、营养神经等治疗；治疗了2周，病情不仅没有减轻，相反，咳嗽症状较前加重，不时呕吐，并出现精神抑郁状态。呼吸科、消化科会诊建议，对症治疗，没有明显效果。

最后请心身科会诊，心身科医生发现女孩精神抑郁，不和家人及医生交流，卧床、拒食、咳嗽明显；了解到小孩性格要强、完美、压力大。进而发现，女孩在入院期间，在亲属小孩探望时，能和其他小孩一起玩耍，像正常小孩一样，咳嗽症状消失。最后经心理学检查确诊为：儿童轻度转换障碍。

由此，医生对患者女孩给予心理干预、抗抑郁抗焦虑治疗，以及中医治疗，10天后，这个女孩终于痊愈出院，恢复了上学。

一位中医大师讲述了他的一个典型病例：有一名49岁的女性，经常感到心慌、胸闷、气短，难以入睡，持续有3个月，并有发作性憋闷与濒死感，随后她去医院进行了临床检查，没有发现重要的阳性结果，医生也无法诊断具体疾病。

在三甲医院相关科室治疗无效后，她又去看了中医。那位中医大师给她开了一服温胆汤，治疗15天，患者的不适症状消失，恢复了健康。其实，这个患者就是典型的MUS患者，而温胆汤具有治疗焦虑与恐惧的作用。

人是心身能不可分割的整体，临床越来越多的病症都是在一定心理状态下、一定情绪下的病症现象，症状是一种"情绪诉求"，疾病是一种"心理语言"。因此，许多疾病往往需要心身整体治疗，而中医恰恰是一门心身整体医学。

古人云：善养者，先养其心，再养其身；善治者，先治其心，后治其身。这应该是对临床MUS、心身疾病诊疗的最好指导原则。

让生命像鲜花一样绽放

树立健康促进与生命养护新观念

个体生命是一个从出生到死亡的成长与发展过程，人的健康状态同样是一个动态波动和变化的过程，它体现和反映着一个人心身能的整体状态。

每个人的生命都是从出生开始适应社会与环境，不断成长、不断突破生命时空边际，不断经历人生各类生活事件，并在多种疾病因子（源于自然环境、社会、自身等）的作用下，从健康状态逐渐走向亚健康，走向慢病，并最终走向死亡的单程过程。健康促进与生命养护的本质，就是对个体生命中所经受各种风险因子、致病因子与抗病因子进行全程动态干预，在重塑健康心身能整体应对模式下，使其永远处在走向慢病的途中，但永远达不到慢病的终点。

现实生活中，一些人对环境适应良好，一直保持健康状态，享受"无疾而终"的生命过程，也就是说疾病没有修炼成形；一些人对环境适应轻度不良，表现为亚健康状态；还有一些人对环境适应中度不良，罹患不同疾病；另外一些人对生存环境重度适应不良，罹患重大疾病，甚至死亡。

总之，不同的人，由于适应环境的能力不同，身体的心理自主反应模式不同，过了而立之年仍能保持完全健康状态的人越来越少，而越来越多的人则罹患不同类型的亚健康状态，甚至慢性疾病。

人类进入一个巨变时代，社会变化加快，压力增加，更多的人处于持续压力负荷之下，不懂得放松自身，身体处于不同程度的紧张状态，心身自主神经功能失衡紊乱而不自知，日积月累逐渐产生各种不适；很多人不会正确地疏解情绪，没有有效的情绪消散方法，最终因长期情感压抑而引发各种亚健康问题，甚至慢病。

禅悦状态是一种健康和乐的生活态度与生命状态。它表现为自处超然，处人蔼然，有事斩然，无事澄然，得意淡然，失意泰然。"禅"为健康美好的静态，"悦"为积极向善的动态，一个人在生活中需要一张一弛，身体状态能静能动，既要有任凭风吹浪打、胜似闲庭信步的宁静，又要有心生大爱、参赞化育的激情与灵动。

每个人的健康状态，是需要我们在日常生活中持续不断进行维护，才能得以保持。面对各种压力，我们多数人并不知道如何放松自己，压力持续积累，必然引发自主神经功能紊乱，所以人人需要坚持进行日常性放松训练。面对情绪波动，找不到情绪疏解的正确途径，导致情绪郁积成疾，因此人人需要寻找一种适合自己的经常性情绪化解方法。

在生活中，我们要尽量避免可预见致病因子的侵袭，更不要采取不良的生活方式，罔顾人体生命系统的运行规律，暴饮暴食，吸烟酗酒，不规律作息……一旦免疫系统减弱，疾病来袭，又临阵抱佛脚，病急乱投医。这种情况下的治疗，不过是"健康事故"发生之后一种无奈的弥补和挽救措施，不是一种科学理性的预防措施与健康策略。

慢病是生命个体在各种风险因子长时空编构作用下形成的，具有序贯性、叠加累积性。当累积到一定效应，达到一定能量阈值，突破生命体自平衡能力的界限，那么就会形成为慢病。这种慢病通常是很难用药物一下子根治的，则需要长期的不间断健康养护、针对性的干预、间断性的治疗。久而久之，才能逐渐产生生命逆转效应，甚至消除病症。

面对人类慢病日益高发新的历史时期，健康促进与生命养护生活化与生活方式医学化，必将是未来医学发展的重要方向。

判断一种生活方式健康与否的关键与核心，要看它是否可以让一个人产生良好而稳定的情绪，对于个人来说，任何引起不良情绪的生活方式都是不健康生活方式，任何能够引起良好情绪又不伤害身体的生活方式，都可以称之为健康生活方式。

任何事物都具有两面性，所谓健康生活方式一旦坚持过度，也有可能转化为不健康生活方式。任何生活方式中都包含着好与坏、良与恶双重内涵，适度运动就有利于健康，过度运动就不利于健康，适量饮酒有利于健康，过度饮酒就不利于健康，适度饮食有利于健康，过度饮食不利于健康，等等。

吃辛辣不是健康饮食理念所推崇的，但四川人、湖南人等则无辣不欢，让他们戒断辛辣食物，就会让他们心情不舒畅，就不是好建议。抽烟是一种比较严重的不健康行为，但对一些人，抽烟是其稳定情绪、凝心定智的介质，对这些人如果不能很好地规划戒烟策略，就有可能出现自主神经与内分泌紊乱，以及戒断综合征，引起严重不良后果，甚至走向反面。所以采取科学而循序渐进式的生命健康策略至为重要。

健康促进与生命养护就是对疾病风险因子、疾病致病因子进行拆构，并通过适当改变人体系统输入，或根据状态模型直接干预状态变量，或调动机体内在抗病因素，激发生命自组织、自修复能力，使异常生命指标降低至疾病阈值以下，从而逐渐恢复人体各部分之间、人体与社会环境、人体与自然环境之间的动态平衡，恢复人体正常生命秩序。

一般来讲，人的心绪总是在外在事物上游走，导致浮思躁虑，物欲不休，烦恼不止，压力递增，负担日盛，产生焦虑、抑郁情绪。因此，定期放松解压是十分重要的生命健康促进策略。一个人要学习一些放松减压方法，学会放下放空自己，让自己的心理虚灵空静。培养一些情绪纾解习惯，养成自己积极认知转化与积极情绪转化模式。

每天适量的运动，是最好的自我放松方式。一般讲，健康运动以达到微汗为目的，不要过度运动，要经常保持。形成习惯，方才有效。

运动具有多维度健康促进效应，并通过多系统自主神经功能平衡交互效应，促进生命内脏自主神经系统的平衡。

PEM冥想是人类意识训练与意念训练方法，根据冥想内涵的不同创造出不同的心身状态，产生不同的心身效应，具有强大的心身健康促进价值。PEM认知情绪训练课程体系，可以帮助一个人改善认知、调整心态、宣发情绪，是心理情绪管理的新方法。

中医生活化健康养护，主要目的是通过提前改善体质来增进健康，预防疾病。

每个人都是自己的"医生"，都是自己健康花园的"园丁"，我们的健康需要我们自己来管理和养护。

健康生命，寓于积极的心态

外界负性事件往往会诱发一个人的负性情绪，这是人之常情。然而，具有大智慧与积极心理素质的人，即使遭遇的是负性事件，他们同样也可以将其转化为正性情绪。

这是许多人都熟悉的一个古代寓言故事，但很少有人能深谙其中深刻的哲理，甚至透悟这种积极心态对一个人生命健康的价值。

从前，边塞之地住着一个老汉，跟唯一的儿子相依为命，家里还养着几匹马。有一天，儿子发现自家一匹马跑丢了，而且是那匹最健硕的马，就悲伤地告诉了父亲。四邻八舍的人们知道了，纷纷前来探望，对他表示同情。谁知老汉却不以为意，丝毫没有伤感之情，反而对大家说："不就跑了一匹马吗，世事总在变化，你们怎么知道这不是一件好事呢？"几个月后，那匹跑丢的马居然自己跑回来了，而且屁股后面还跟了一群漂亮的马驹。大家这才想到，老汉当初的那句话是正确的。

儿子喜欢骑马，每天骑着马去边境做买卖。有一天，儿子不小心从马背上摔下来，跌断了一条腿，成了残疾人。得知后，大伙儿纷纷前来看望这父子俩，都为他儿子的不幸感到难过。谁知老汉却不以为然，丝毫没有悲伤之意，对大家说："老实说，世事难料，你们怎么知道这不是一件好事呢？"

没过多久，胡人侵犯边境，朝廷四处征兵，几乎家家的青年男丁都被征去当兵，许多年轻人都死在了战场上。唯有老汉家，因为儿子是残疾人，没有被征去当兵，保全了性命，他和儿子一直安详幸福地生活着。

塞翁失马，这个古老的故事，却蕴含着深刻的哲理，对于我们每个人都具有永久的启示。好事包含着不好的元素，坏事也隐含着好事的内涵。世上的祸与福，痛苦与幸福，关键是每个经历者是如何看待的。

保持积极心态的人，往往具有良好的修养和优秀品质，包括乐观、豁达、宽容、耐心等。

人的一生往往顺逆各半，一个人每天上班，如果每天遇到喜欢的人或顺利的事，就会很开心快乐，这样的情况保持得越是长久，这个阶段，他的身体就不会轻易生病，也就持续保持着健康的体魄。但是生活中，他难免会遇到各种逆境，总有不顺的时候。在逆境中，如果他具有开朗的性格，或者豁然大度的心胸或觉悟，那么这样的人也才会继续保持健康的身体。

一个人良好的心情，或者精神状态，可以激发生命与DNA的能量级，进而增强身体内部各器官组织细胞的功能与人体免疫力，也就容易对抗身体内外的各种致病因子或伤害因素。在与这些"敌对分子"的博弈中，一个人的心身能如果处处占上风，那么这个人就能成为一个强者，一个持续的健康者。所以，一个人要遇怒而不怒，遇恨而不恨，七情不发，时刻保持向好、向善、向上的心态。

知情意行：培养积极的心身自主能量传导模式

生命宏观心理与自主神经（ANS）功能矩阵，以及细胞DNA状态具有一定全息对应性，不同的心理会产生不同的ANS功能构象与DNA不同的状态。生命宏观心理效应最终反映在细胞DNA中，心理变化可以影响DNA表观变化，再通过细胞分子工厂进行生理功能表达，其结果是，人的显意识、潜意识、无意识的心理冲突和心理失衡，最终表现为不同的细胞行为模式，体现在器官功能和生理变化上，表现为健康、亚健康或疾病的不同状态。

心理状态是生命内在心理世界的表观现象，犹如天气变化，极为复杂。它包括认知、情绪、意志、行为几个模式。

认知模式体现着一个人对世界、对外界事物的看法和态度，是一个人价值观的表现。同样一件事，或好或坏，它可以转化为正能量，亦可以转化为负能量，关键在于认知模式对它的看法意见。塞翁失马焉知非福，负面事件同样可以转化为生命内在正能量事件，价值观对认知模式可形成翻板效应，有句话说："同样的生活，想通了是天堂，想不通就是地狱。"

从能量医学角度看，认知模式是生命宏观能量信息统合、转化与传导方式，其本质是指外界能量信息内化编辑与转化的方式，即能量信息正负转化模式。同样的一种外在能量输入，积极认知模式将输入信息转化为人体各种正能量形式，消极认知将输入信息转化为人体各种负能量形式，进而影响我们的身心健康。

情绪模式是人们在认识客观事物的同时对其投射的态度，是外界能量形式的内化模式与生命体验。一个人的情绪波动和情感变化，是生命宏观激素分子云构象与涨落变化。面对同一个事物，不同的人会产生不同的好恶爱憎以及其他情绪状态。

意志与行为是能量统合、能量转化最后的输出与传导模式，是意识反作用于躯体生理和外界事物的行为模式，通俗讲，就是个体生命进行引导、训练和调控自我意识的过程。对内，个体生命可以通过意志训练改变认知、态度，控制情绪，进而通过ANS影响细胞行为和生理功能；对外，个体生命可以通过意志训练改变社会行为和人格特征。PEM冥想，作为一种塑造积极认知、积极情绪的意志训练方法，对我们身心健康具有很好的促进作用。

不是发生在人们身上的事件决定了他们是否感到快乐和幸福，而是人们对事件的积极或消极解释模式，决定了人们快乐、幸福与否。我们不能改变环境，只能改变自己，只能通过PEM冥想，改变认知、情绪模式，改变应对与防御方式，从而改变自主神经系统、内分泌系统和免疫系统功能状态，最终改变健康状态与人生状态。

人的心理状态是一种生命内在的动态能量场，也是正负能量转化场。同样一件事，它可以转化为正能量，也可以转化为负能量，关键在于认知模式，即能量转化开关。不同的认知模式，会对身体产生截然不同甚至相反的作用，健康和疾病由此而分。认知模式是可以训练塑造的，将消极认知转化为积极认知，遇怒生喜，遇恨生爱，静中生善，心生阳光，才有利于我们的健康。

积极人格：塑造良好的行为模式

我们所有人的人生状态、生活状态以及健康状态，都是知、情、意、行这四者外化的综合体现。"知、情、意"是人类内在心理活动的三大内涵，"行"则是依据心理活动的外在表达与显化过程。我们称之为"行为模式"。

行为模式包含外部行为和内部行为两个界面。外部行为模式即社会行为模式，我们通常称之为"人格"。内部行为模式就是细胞行为模式，细胞行为模式影响并决定生命各子系统的生理功能特征，包括心血管系统、消化系统、呼吸系统、内分泌系统、免疫系统等。

人格是个体在适应生存环境的过程中所表现出来的生命系统独特的反应方式和应对方式，是人的社会性外部特征，具有很强的稳定性和动态发展性，也是一个人所具有独特、稳定的思维方式和行为风格的总和。一个人社会化发展程度越高，人格越成熟，社会适应能力越强，具有较大的社会功能，拥有较高的社会道德水平。

与人的外在人格一样，生命各个子系统的生理功能也具有自己独特的个性特征，生理系统是心理的内在行为系统。一切心理问题都会在生理中表达，从而才会形成MUS、NDI、NDM等不同亚健康状态，最终分化特化发展为不同系统的不同病症。

人的本质就是一个遵循"知、情、意、行"的内部能量编构形成的生理状态与外部能量编构形成的人际关系，并不断循环往复的过程。

积极人际关系是积极人格的基础。社会关系也是一种无形的能量关系，不良人际关系是负能量，可降低人体能量状态，因此可致病；积极人际关系是正能量，可以提高人体能量水平，可以治病。

积极的人际关系能够改变一个人的方方面面。人的能量本自具足，是取之不尽、用之不竭的，一个善于关心别人、与人为好、与人为善、能替别人考虑、能助人为乐的人，可以激发与激活其体内能量，催生积极情绪，就不容易生气、愤怒、抱怨，等等，就会远离日常生活中的许多消极情绪，同时得到更多人认可和尊敬。

不良人格是一个人社会适应不良的主要原因，如偏执、自私、狭隘、嫉妒、苛刻、自卑、抱怨、孤僻、敌对、强迫等，不良人格背后是不良认知模式，导致人际关系不良，社会适应降低，社会行为消极，容易产生焦躁、愤怒、忧虑、悲伤、惊惧等不良情绪，进而形成心理问题，中医称之为气滞气郁，最后则转化为亚健康和生理疾病。

保持爱和善是一种积极心理状态，可以产生仁慈、和善、包容、宽恕、感恩等，可以生成内在良好的激素分子云构象，对DNA具有稳定和修复功效。真、善、美具有三位一体性，追求美、追求真、追求善具有异曲同工的效应，可以激发DNA的良好状态，从而实现长久良好的身心健康。

一个人外在的人格特征往往影响着一个人内在的细胞行为模式。细胞既是人体生理系统的基本组成单元，又是心理系统的内在基本行为单元。细胞行为模式影响生理功能，最终决定着每个人的健康状态。

按照全息理论，人的外在人格与内在的细胞行为模式，具有全息对应关系，人格修炼意味着细胞行为模式的修炼。我们不能直接改变细胞行为，但可以通过人格修炼，来间接地改变细胞行为模式，因此，人格修炼具有健康价值和疾病防治作用。每个人可以通过调整外在行为模式以及生活方式，修炼并改善人格中的消极因素，进而改变内在的细胞行为与反应模式，从而改善我们的健康状态，最终预防疾病的侵袭。

《论语》强调一个人在性格上要"毋意、毋必、毋固、毋我"。在面对工作压力或复杂人际关系时，自我意识比较强的人，过度以自我为中心的人，容易在自信和自卑冲突中倾向于自卑、消极、抑郁等，面对未知的未来，在挑战和迷茫的交集中倾向于不安、焦虑。

一个人的欲望总是大于现实条件，目标总是大于能力，人总在有限和无限、已知和无知、取与舍中纠结、挣扎、冲突，面对各种生活事件，形成喜怒悲思忧恐惊等不同情绪和爱恨不同情感。对于一般人而言，消极情绪大于积极情绪，悲观大于乐观，在消极心理的作用下，容易肝郁气滞、气机不畅，导致不同构象的阴阳两虚和失衡状态，进而产生痰湿、湿热、瘀血等中医不健康心身能体质，形成不同疾病的易感状态，最后导致生命各个系统局部疾病的发生与发展。

所以一个人要学会"自处超然，处人蔼然，有事斩然，无事澄然，得意淡然，失意泰然"的心态。

面对生活的不良与困窘，反而学会关心别人，学会帮助别人，学会施予爱意，是释放封存在自己体内能量的有效方法，这些能量释放越是强大，你最终就会成为自带阳光的人。此时，头脑和内心中的一切消极认知、消极情绪也会不除自去。你的人生与健康必将发生改变。

拥有积极人格的人，更懂得遇怒生喜、由恨生爱的健康智慧。面对一个让人生气的人或事，怎样设法让自己保持宽恕或大爱或大善的心态，这样才不会让自己体内产生大量不良激素分子来伤害自己，而是制造大量良性分子来维护自己，这才是每一个人都需要修炼的人生智慧，进而让这种良性基因所传承的信息代代遗传。

中医"治未病"理念与气机调理养生

春秋时期有一位神医扁鹊，有一日，他在宫廷中偶然看到蔡桓公的脸色有些不对，扁鹊很快判断出蔡桓公有轻微的疾病，于是对蔡桓公说："主公身体应该有些小恙，大约生在皮肤的皱纹里，可以的话，让我帮你医治下。"可惜蔡桓公自己没有感到任何不适的症状，因而断然拒绝说："寡人没病，你不要信口雌黄。"扁鹊自然叹口气走了。

过了几天，扁鹊再看到蔡桓公时，发现他脸色明显发黄，已经有些清晰的疾病状态，扁鹊再次请求说："主公的疾病开始加深，现在已经深入皮肤层面了。"蔡桓公仍旧不以为然，觉得郎中是无事生非，想要让他吃苦药，再次拒绝。一个月左右，在三番五次的拒绝之后，蔡桓公病症逐渐加深，扁鹊远远看见蔡桓公就赶紧避开，蔡桓公很奇怪，派人询问，扁鹊回答说："主公的病已深入骨髓，我已无能为力，准备后事吧。"过了五天，宫中果然大丧。

这个故事诠释了疾病需要早发现、早诊断、早治疗、早康复的现代医学策略与中医治未病的智慧。

中医有个非常经典的说法："上医不治已病，治未病。"意即高明的郎中，不在于医治已经有明显医学症状的疾病，而在于防微杜渐，能提前将未表现为明显异常症状的疾恙消灭在萌芽状态，从而让人保持健康或处在更高水平状态。

根据3D医学观点，"治未病"的本质就是健康养护、健康促进与健康管理。中医治未病可分为四个层次内涵：无病养生，重在防病；欲病治萌，防微杜渐；已病早治，防其传变；病后调摄，防其复发。它包含了疾病预防、健康养护、疾病诊疗、疾病康复的整个过程。

中医认为，人体气机是一个循环式的生命圆运动，这个圆运动以人体脾与胃为中轴。脾升胃降，肝升肺降，共同运行体内的气机，以达到水火相济、阴阳平衡的健康状态。

中药具有"升降沉浮"的药性原理，是中医治未病调理气机的重要理论基础。在中医看来，人体以脏腑经络为本，以气血为用，气是人体生命活动的动力。

气源于脾肾，运行人体脏腑各个组织，出入升降治节于肺，升发疏泄于肝，帅血贯脉而周行于心，几乎无处不在。所以，脾胃的消化功能、心脏的血循环功能、肺的呼吸功能、肝的疏泄功能等，都离不了气。

气机不调与疾病的发生、演变关系极为密切，《素问》中说："气之在人，和则为正气，不和则为邪气。""气血冲和，百病不生；一有怫郁，百病生焉。"气机调畅，各脏腑功能就会正常；气机失调，脏腑功能多受其影响，就会出现相应的病症。所以在临床上，调理气机是中医治未病的重要方法。

按照圆运动理论，气在肺、胃、胆、心的运行应为下降，在肾、脾、肝中运行应为上升。如果该升不升、该降不降，就会出现健康问题或疾病。比如肺不降则大肠不降，就会出现便秘；又如气机上逆生热，就会出现哮喘、或发热出汗；胃负责浊气下降，如果胃气不降，就会纳呆、腹胀，胃气上逆，会引发恶心、呕吐；心气不降，则心肾不交导致失眠，如果火克金，就会出现烦躁、咳嗽；胆气不降则两胁痛，胆气上逆则口苦；肾气不升则出现上热下寒症状；肝气不升则肝郁气滞；脾负责升清化浊，脾气不升全身湿气重。

中医治未病常用调理气机的方法大致有：宽胸理气法、理气解郁法、调和胃气法、下气消胀法等。

调理气机是中医独特的一种治疗方法。许多因情绪、精神因素导致的心身疾病，多用调理气机法可收到显著效果；脏器功能性疾病，自主神经功能紊乱而引发的慢病，多需用调理气机之法。

调理气机本质上就是平衡自主神经功能，进而调整脏腑功能，达到疾病康复效果。

构筑"体内天堂"：享受幸福心理"晴空"

人的心理世界，是社会文化、人际关系、生活事件等能量信息共同编构的历史存在和现实反映的综合体。心理世界既依托于生命的有形躯体生理现象而存在，又超越于躯体生理现象而发生，具有一定的独立性、超前性，并可反作用于躯体生理现象，从而可以形成外界繁杂而内心宁静、外世窘迫而内心幸福的双重悖反现象。

心理世界犹如一座宇宙，一座广袤无极的能量世界，它拥有无限浩瀚的疆域，尽管人的心理世界会受到外界环境的影响，却也可以抵制外界的消极干扰。这是一个人独立自由的世界，一念天堂，一念地狱，一个人可以在心理世界享受安宁、幸福与快乐，也可以编构痛苦、焦灼和绝望。对周围人发善心、发爱心、发良好愿望，它会在体内生出一种力量，让自己的心理天空阳光灿烂。

无形的心理世界，对应着有形的物质世界；无限的个人欲望，对应着有限的物质资源。所以，面对同一个清明的世界，有的人开心地享受着自己平凡的人生，有些人却在富足中忧愁、在哀怨痛苦中煎熬着漫漫岁月。

著名经济学家保罗·萨缪尔森创立了一个著名的幸福公式：幸福=效用/欲望。

公式中，效用相当于个人资源、个人财富、个人地位，或已实现的目标，它是有限的；欲望则是指一个人所有心理需求的总和，它是无限的。幸福就相当于实现了个人所有期望和追求之后的精神满足，是现实生活状态与心理期待的比较。欲望越大，效用与欲望两者相差越大，幸福感就越低。降低欲望是提高幸福感的最有效方法。

俗话说："日食三餐，夜眠八尺。"从根本上讲，一个人的基本物质生存需求是非常有限的，十分简约的，然而内心却杳无边界，怕的是攀比心，妄起分别，一个贪婪的人欲望往往是无穷无限的，有限的物质世界不可能满足一个人无限的内心欲望。

早在两千多年前，老子就在《道德经》中告诫人类："咎莫大于欲得，祸莫大于不知足"。人类的心理伤害，大多来自于内心欲望大于现实条件，亦即人间"八苦"之一的"求不得苦"，而这些痛苦又却源于人们心中的"三毒"：贪、嗔、痴。让人物欲不休，烦恼不止。每个人应当理性而明智地进行止欲、知止与知足，并学会"断舍离"，这是每个生命个体实现内心平和与身心健康的基本素质，也是祛除外界干扰与伤害的基本前提。放下执念，放空欲望，让内心空灵虚静，一直是古代先贤追求的精神境界。

还有这样一对公式：（欲望－现实）>0=痛苦；（欲望－现实）<0=幸福。其含义显而易见，当一个人的欲望大于现实及其能力，那么他的精神就会陷入痛苦状态；相反，一个人的欲望较低，他的现实条件极易让他满足，那么他就容易感受到幸福。

心理形成是一种由外而内、由内而外的能量信息流动。大量的社会负面信息（信息伤害事件），通过各种各样的负面认知、负面情绪，在人的体内产生负能量效应，引起DNA分子损伤，加上坏情绪的社会感染性与叠加效应，就会对整体人群的健康状态造成伤害，亚健康人群与疾病人数就会显著上升。

一个善念的生成，就可创造身体的美好化境，一个恐惧的形成，就会惊扰机体的五十万亿细胞。现代研究认为，一个人幸福需要具有六个要素：有可以爱的人，即有亲密关系；有社会支持系统，即有亲朋好友；有事可做，即有社会价值；有适度目标，即心怀梦想；内心知足，心怀感恩；积极乐观，心胸宽广。

向好、向善、向上是一个人，乃至整个社会健康的内在心理力量，用大爱之心、大善之念，构筑人类内心世界的天堂，让内心保持安详、和谐与美好，让生命健康而幸福。

让"爱"的能量信息释放

据说，著名的物理学家爱因斯坦在给女儿的信中写道：

在宇宙中存在着一种极其巨大的力量。此力量包容并主宰其他一切，它存在于宇宙中的一切现象背后，然而人类还没有认识到它。这个宇宙力量就是"爱"。

"爱"是光，照亮那些给予和接受它的人。

"爱"是引力，它使得人们彼此相吸。

"爱"是力量，它把我们拥有最好的东西又加倍变得更好，它使人类不会因无知、自私而被毁灭。"爱"可以揭示，"爱"可以展现。

"爱"乘以光速的平方而获得的能量足以治愈这个世界："爱"是宇宙中最巨大的力量，因为它没有极限。

人类试图利用和控制宇宙中的一些能量，然而这些能量却被用来毁灭自己。我们现在急需能真正滋养我们的能量。如果我们人类还希望存活下去，我们就应寻求生命的意义。如果我们还想拯救这个世界和这个世界中的生命，"爱"则是唯一的答案！

当我们学会如何给予和接纳这个宇宙能量时，我的孩子，"爱"将无所不能地超越一切，因为它就是生命的全部。

许多时候，人们以为大自然是无情的，宇宙是冰冷的，客观世界里的事物是不含任何感情倾向的。然而事实证明，一切并非如此。

大自然中的事物，尤其是那些充满能量的生命体，由于其微观DNA内在能量所具有的"善与恶"，在事物的宏观表现上，除了行为，仅仅是那些善与恶的意念，就会出现不同的倾向和结果，甚至对外界产生玄妙而巨大的影响。

人的善良和美好意念，积极的心态，良好的心理，蕴藏着一种不可估量的宇宙能量。这种美好的自然能量对外在的事物都能产生良性影响，对生命自身必然也会产生更加无法估量的健康作用和积极意义。大爱至诚即可与五十万亿细胞DNA相通，光明化境，参赞化育。

古语云："积善之家，必有余庆；积恶之家，必有余殃。"这个观点是有一定道理的。从现代科学角度而言，这并不仅仅是道德伦理层面的一种教化和规训，而更像是宇宙能量学与量子生命学所给予的一种警示。

许多时候，一个人向外界或他人给予爱，反而会激发本自具足的内在生命正能量。这便是赠予和施舍往往会给人带来一种内心愉悦与福报，让一个人的生命能量不断增强的原因。

人体生命的能量是巨大无穷的，取之不尽，用之不竭。但一般情况下，它被封存在生命体内，释放不出来。只有在发出爱心时，才得以释放，而且这种爱的能量是释放越多，封存在体内的能量就越会被激发。一旦一个人具有了大爱之心，他的量子能量构象更完美，能量场更强大，其智慧更高维，人格更有魅力，也更容易成功，他就像一个小太阳，更光彩照人。而一个极度自私的人，其体内能量无法释放，量子能量环塌陷，形成能量"黑洞"，总是吸收他人能量，让人避之唯恐不及。

仁爱与慈善是生命一种良好的心理状态、良好的ANS矩阵、良好的激素分子云构象与组合，更能激发生命内在的自然力量，更能让DNA功能处于良好状态。古语有云"仁者寿"，即意味着仁爱与慈善的心理境界、豁达大度的心理状态，会促进每个生命个体不断朝着健康和长寿的方向发展。

生气只是无端为自己体内生出很多致病分子，而生爱和生善则是在为自己制造生命的"良药"——无形的与有形的药，可以有效对抗或抵消各种不良能量与分子的不良效应，在不知不觉中提升生命细胞活力，平复与消除细胞不良行为，进而促进个体生命的健康。

如今社会，每个人在共享现代文明带来的科技便利的同时，也不得不承受着来自生活和工作各个方面的压力，于是人们出现不同程度的焦虑、抑郁、强迫、恐惧、神经衰弱、失眠症……而大爱是化解这一切问题的终极力量。人一旦拥有爱的力量，心态就会得到调整，心身就会充分放松，就会常存善念，就会宽恕与宽容他人，就会助人为乐，与人为善。

每个人体内都蕴藏着爱的无穷力量，它至大至刚，它就像宇宙能量奇点，只有不断唤醒它、释放它，让它迸发，才能激活它创造生命以及维护生命健康的洪荒之力。爱是化解世间一切浮思躁虑、烦恼抑郁的一剂良药！爱是破解人间贪、嗔、痴三毒与人生八苦的密钥；爱是实现道自虚无生元气、让身体阳气充盛的前提；爱是让应无所住而生其心，让生命保持自生成、自平衡、自修复力的根本；爱是万物生长的源泉。爱通万物，释放爱，给予爱，更是一个人幸福的源泉。

相比其他动物，人类作为地球上具有理性意识和积极能动性的生命体，无论生活在顺还是逆的环境中，人人都应当怀有向好、向善、向上的积极心态，保持良好的情绪，敞开心胸，心有大爱，动静相合、空念相随、舍得相宜，行大善之举，让正能量汇聚，合力共振、相互激发，不断突破个人能量边界，不断升华个人心智空间，在与外界的能量互动中，在积极人格和心态的催化下，让生命灿烂如花。